图解
特纳综合征

巩纯秀／主 编

卫海燕　陈晓波　苏 喆／副主编

科学出版社

北 京

内 容 简 介

本书以问答的形式介绍了特纳综合征的相关知识，内容包括特纳综合征的发病机制、临床表现、诊断、治疗随访、社交与生殖保护等，为特纳综合征患儿及其家属答疑解惑。全书通俗易懂，图文并茂，涵盖了特纳综合征临床的常见问题。可供特纳综合征患儿及其家属、内分泌科医师、儿科医师等阅读参考。

图书在版编目（CIP）数据

图解特纳综合征 / 巩纯秀主编. —北京：科学出版社，2021.3
ISBN 978-7-03-068301-4

Ⅰ.①图… Ⅱ.①巩… Ⅲ.①特纳氏综合征－图解 Ⅳ.① R596.1-64

中国版本图书馆 CIP 数据核字（2021）第 043220 号

责任编辑：王灵芳 / 责任校对：张　娟
责任印制：赵　博 / 封面设计：蓝正广告

科 学 出 版 社 出版
北京东黄城根北街 16 号
邮政编码：100717
http:// www.sciencep.com

三河市春园印刷有限公司 印刷
科学出版社发行　各地新华书店经销

*

2021 年 3 月第 一 版　　开本：880×1230　1/32
2021 年 3 月第一次印刷　　印张：4 1/4
字数：102 000
定价：65.00 元
（如有印装质量问题，我社负责调换）

编 者 名 单

主　编　巩纯秀

副主编　卫海燕　陈晓波　苏　喆

编　者（按姓氏笔画排序）

　　卫海燕　河南省儿童医院 / 郑州儿童医院内分泌遗传代谢科

　　李　川　广西医科大学第二附属医院

　　李豫川　国家儿童医学中心 / 首都医科大学附属北京儿童医院内分泌遗传代谢科

　　巩纯秀　国家儿童医学中心 / 首都医科大学附属北京儿童医院内分泌遗传代谢科

　　任潇亚　国家儿童医学中心 / 首都医科大学附属北京儿童医院内分泌遗传代谢科

　　刘晓景　河南省儿童医院 / 郑州儿童医院内分泌遗传代谢科

　　陈佳佳　国家儿童医学中心 / 首都医科大学附属北京儿童医院内分泌遗传代谢科

　　陈晓波　首都儿科研究所附属儿童医院内分泌科

　　谷　奕　国家儿童医学中心 / 首都医科大学附属北京儿童医院内分泌遗传代谢科

苏　喆　深圳市儿童医院内分泌科

苏　尉　深圳市儿童医院内分泌科

范　歆　广西医科大学第二附属医院

赵　岫　深圳市儿童医院内分泌科

高　亢　首都儿科研究所附属儿童医院内分泌科

曹冰燕　国家儿童医学中心 / 首都医科大学附属北京儿童医院内分泌遗传代谢科

绘图人员　王稀欧　首都儿科研究所附属儿童医院内分泌科

前　言

　　特纳综合征是儿科内分泌遗传代谢门诊常见的疾病之一。特纳综合征的患儿常以身材矮小为因就诊，也有部分患儿因为无青春期发育就诊。经过检查会发现，患儿不仅是生长和发育问题，而且很可能伴有器官系统损害，如先天性心脏病、中耳炎和（或）听力异常、甲状腺功能低下、先天肾脏畸形和（或）肾功能异常、骨骼异常、智力和（或）认知障碍等。在儿童期除生长和发育问题突出外，其他问题（如上述表现）若不突出，很容易延误诊断和治疗，而当出现恶性高血压、心肌病或终末期肾病等情况时，后续的治疗效果通常不太好。

　　随着医疗技术的不断进步和医疗诊治水平的不断提高，目前特纳综合征患儿可以在小婴儿期得到诊断；随着社会经济的发展，家长对此类患儿的治疗效果也有了更高要求，如对特纳综合征本身的躯体畸形的修复、体格外观的美容要求、心理健康的帮助及成年期生育能力的保护等方面，均提出了更高的要求。医学在不断进步，确实在某些研究方面做出了一定的成绩，如器官移植、生殖力保护等。

　　我们认识到，很好地陪伴特纳综合征患儿成长，为他们的成人阶段做好健康基础服务极为重要。因此特纳综合征患儿不仅需要全生命周期、全方位、多学科的医疗协作，而且需要家长的陪伴。家长的作用非常重要，在患儿 0 ～ 18 岁的不同时期，健康关注点不同，随诊筛查内容也不同，患儿家长只有了解并掌握这些知识，才能很好地陪伴患儿。

为了编撰一本通俗易懂、生动实用的图书介绍特纳综合征，我们邀请了多位专家。专家们主要来自福棠儿童医学发展研究中心的诸多联盟医院，希望在为特纳综合征患儿提供身心健康服务、专业治疗和治疗随访的同时提供一本专业且通俗易懂的知识手册。本书尽量避免使用严肃的专业术语，采用通俗易懂的语言，就像平时在医院就诊时的医患沟通方式一样。本书主要内容包括特纳综合征的发病机制、症状体征、诊断鉴别和治疗随访，社交与生殖保护的探索，可谓全面、细致。同时书末还附有特殊患儿的实例，有助于读者理解此病的多样性和疾病严重程度的不均一性。

本书由多个医疗中心的内分泌科主任联合编撰，各位编者为此书的撰写发起倡议，策划本书的风格，包括其中的绘图，几经修改，最终成文。作为主编，对他们的无私奉献表示衷心感谢！

国家儿童医学中心

首都医科大学附属北京儿童医院内分泌遗传代谢科

巩纯秀

2020 年 12 月

目　录

第1章　带你了解特纳综合征 ………………………………… 1

　第一节　特纳综合征概述 …………………………… 2

　第二节　特纳综合征的发病原因 …………………… 3

　第三节　特纳综合征的临床表现 …………………… 11

　第四节　特纳综合征的诊断 ………………………… 19

　第五节　特纳综合征与智力发育 …………………… 24

第2章　守护特纳综合征患儿的生长 ………………………… 25

　第一节　特纳综合征患儿的生长特点 ……………… 26

　第二节　特纳综合征患儿的生长激素治疗 ………… 30

　第三节　特纳综合征患儿生长激素治疗的注意事项　32

第3章　特纳综合征患者的青春期烦恼 ……………………… 35

　第一节　特纳综合征患者的性发育 ………………… 36

　第二节　特纳综合征患者的激素替代疗法 ………… 38

第4章　特纳综合征与心血管疾病 …………………………… 43

第5章　特纳综合征患儿要护肾健骨——肾和骨骼的

　　　　并发症介绍及随诊注意事项 ……………………… 53

第一节　肾脏影像检查不可缺　…………………… 54

第二节　保护肾脏，避免尿路感染　……………… 54

第三节　特纳综合征合并脊柱等骨异常　………… 57

第四节　补充钙与维生素 D 制剂，避免骨质疏松 … 59

第 6 章　特纳综合征患儿眼、耳、牙齿可能的并发症和

　　　　注意事项 …………………………………… 61

第一节　健"齿"笑颜　…………………………… 62

第二节　护驾"明眸"……………………………… 63

第三节　护"耳"…………………………………… 64

第 7 章　特纳综合征患儿要长高不要三高——代谢

　　　　综合征的风险和防治 ………………………… 67

第 8 章　特纳综合征自身免疫性疾病 …………… 71

第一节　免疫与健康　……………………………… 72

第二节　缘何"敌友"不分　……………………… 74

第三节　有自身抗体就是发生了自身免疫性疾病吗 75

第四节　为何特纳综合征患儿更易患自身免疫性疾病 76

第五节　常见自身免疫性疾病的早期识别　……… 77

第 9 章　融入社会，成就美好人生 ……………… 79

第 10 章　特纳综合征患者的辅助生殖 …………… 85

第 11 章　特纳综合征特殊病例 …………………… 91

特殊病例 1　特纳综合征合并杜氏进行性肌营养不良　92

特殊病例 2　特纳综合征合并性早熟 ·················· 94

特殊病例 3　特纳综合征类 Kabuki 表现 ············· 97

附录 1　特纳综合征相关指南 ························· 99

附录 2　生长曲线 ································· 111

第 1 章 | 带你了解特纳综合征

特纳综合征是一种染色体疾病，由一条性染色体缺失或部分缺失导致，患者可以表现为多种脏器或系统异常。

第一节　特纳综合征概述

特纳综合征（Turner 综合征，TS）是一种染色体疾病，由一条性染色体缺失或部分缺失导致，患者可以表现为多种脏器或系统异常。

1938 年，美国医师 Henry Turner 首次报道了一组以矮身材、颈部短而宽并皮肤松弛（蹼颈）、无自发性性征发育等为特征的女孩，故而命名该类疾病为特纳综合征，以作纪念。1959 年，Ford 证实患者核型为 45，X，是人类唯一能够生存的染色体单体类型。

除此名称外，根据其发生机制，医学上又称之为"先天性卵巢发育不全综合征""X 单体"或"XO 综合征"等。X 染色体数目或结构异常可导致矮小同源盒（short-stature homeobox-containing，SHOX）基因、致淋巴发育不良基因和致卵巢功能发育不良基因的单倍体缺失，从而产生矮小、特殊骨骼畸形、淋巴性水肿、颈蹼及卵巢发育不良等临床表现。

流行病学调查显示，特纳综合征在活产女婴中的发病率为 1/2500 ～ 1/2000，但在自发流产胚胎中特纳综合征的发生率可高达 7.5%，绝大多数在孕早期流产或胎死宫内，约 80% 的胎儿在孕 10 周内死亡，仅 1% 能存活。本病是人类最常见的染色体疾病之一。

第二节　特纳综合征的发病原因

■ 染色体

　　"种瓜得瓜、种豆得豆"，诠释了基本的遗传规律。而染色体便是人体遗传信息的载体，是由 DNA 分子缠绕在组蛋白上组成的线状结构。DNA 称为脱氧核糖核酸，是人类的遗传物质。DNA 的顺序和序列组成不同的基因，排列在染色体上。一些基因负责调控机体的能量代谢等生理功能，一些基因决定了人的血型、肤色、毛发及对疾病的易感性、生长发育进程等。

　　人体由数亿万个细胞组成，分为体细胞和生殖细胞（卵子和精子）。体细胞内有 23 对共 46 条染色体，分别来自父母。每对染色体均由着丝粒、短臂、长臂组成（图 1-1），在显微镜下大小形

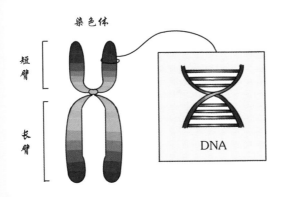

◀ 图1-1 染色体

3

态不一，为便于识别，将其分别命名为 1 ～ 23 号染色体。

其中，1 ～ 22 号染色体为常染色体，所有人类体细胞均存在，无论男女。第 23 对染色体称为性染色体，决定人类性别，分别命名为 X 染色体和 Y 染色体。

正常女性携带 2 条 X 染色体，医学上记录染色体核型为 46，XX；正常男性携带 1 条 Y 染色体及 1 条 X 染色体，记录染色体核型为 46，XY（图 1-2）。

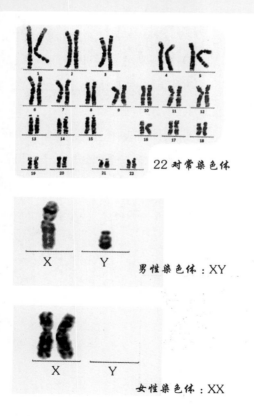

22 对常染色体

男性染色体：XY

女性染色体：XX

◀图 1-2 常染色体和性染色体

■ **特纳综合征的发生**

成熟的性腺包括睾丸和卵巢，它们分别产生精子、卵子，由精原细胞和卵母细胞经过减数分裂形成，仅含一半染色体，即23条染色体，和体细胞不同。

所有卵子携带的性染色体均为 X，而精子携带的性染色体可能为 X、也可能为 Y，精、卵结合形成受精卵，从而造就一个新的生命。因此，精子所含性染色体将决定胎儿的性别（图1-3～图1-6）。

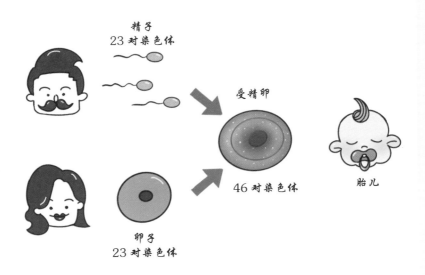

精子
23 对染色体

受精卵

46 对染色体

胎儿

卵子
23 对染色体

▲ 图1-3 受精卵的形成

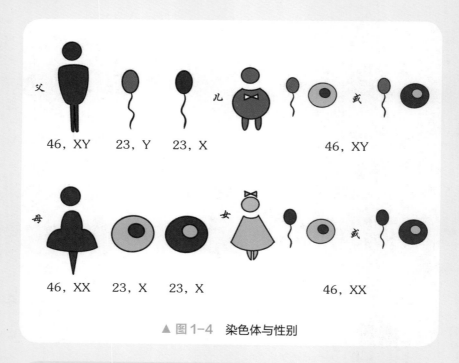

▲ 图1-4　染色体与性别

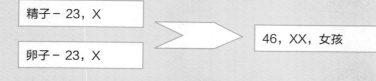

▲ 图1-5　女孩的染色体

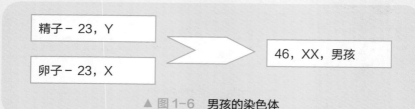

▲ 图1-6　男孩的染色体

卵子与携带 X 染色体的精子结合，正常情况下会发育为 46，XX 女性。如果在精子与卵子相结合形成受精卵的过程中，来自卵子或精子的其中 1 条 X 染色体部分、完全丢失，或 X 染色体结构改变，会导致所有细胞染色体异常，造成特纳综合征的特征表现（表 1-1）。

表 1-1　特纳综合征染色体核型

染色体	染色体核型	占比（%）
X 单体	45，X	55%
嵌合型	45，X/46，XX/47，XXX	25%
X 染色体短臂或长臂缺失	46，X，del（Xp）或 46，X，del（Xq）	少
X 染色体长臂或 X 染色体短臂等臂	46，X，i（Xp）或 46，X，i（Xp）	少
环状染色体	46，X，r（X）	少
标记染色体	46，X，mar	少
混合型	45，X/46，XY	少

■ 单体型特纳综合征

一半以上的特纳综合征患者体细胞内少了 1 条 X 染色体，记录为 45，XO 或（建议染色体核型表达一致，如 45，XO 或 45，X）45，X，称为单体型（图 1-7，图 1-8），这种类型最常见，约

7

占 55%。此情况由精、卵结合形成受精卵时，来自卵子或精子的 X 染色体丢失造成。

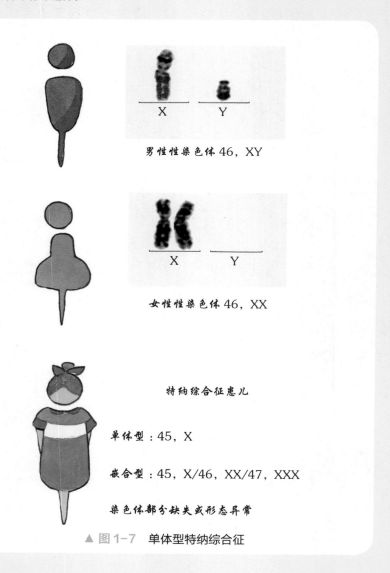

男性性染色体46，XY

女性性染色体46，XX

特纳综合征患儿

单体型：45，X

嵌合型：45，X/46，XX/47，XXX

染色体部分缺失或形态异常

▲ 图1-7　单体型特纳综合征

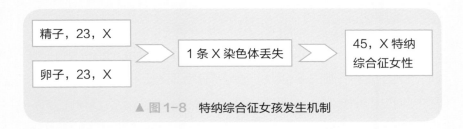

▲ 图1-8 特纳综合征女孩发生机制

■ 嵌合型特纳综合征

约 1/4 的患者，部分体细胞携带 2 条 X 染色体、部分细胞只有 1 条 X 染色体、抑或极少部分出现 3 条 X 染色体，医学上称为嵌合体型。45,X 细胞嵌合比例与临床表现有关联（图1-6，图1-9）。

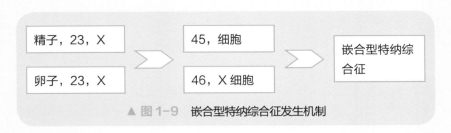

▲ 图1-9 嵌合型特纳综合征发生机制

■ 其他类型特纳综合征

其他更少见的染色体核型包括：患者有 2 条 X 染色体，但其中 1 条不完整，有短臂或长臂片段缺失；或其中 1 条 X 染色体形状改变，如环状染色体、标记染色体等，由于结构变异导致基因表达异常，临床症状较其他区核型重。罕见的情况见于 45,X 和 46,XY 体细胞同时存在，Y 染色体或染色质的存在使得发育不良性腺的癌变风险增高。

■ 特纳综合征与遗传

受精卵形成过程中，X染色体的丢失或结构改变是如何发生的，目前发生机制并不清楚。由于特纳综合征是卵子精子结合过程中随机发生的，并不属于遗传现象，因此，本病无家族遗传倾向，也无有效预防措施。

X染色体显著长于Y染色体，携带有1000余种基因，很多基因与细胞功能密切相关，对维持生命至关重要。因此，46，XX女性胎儿丢失一条X染色体，剩余的一条X染色体的部分基因功能增强，胎儿可以存活，并形成女性表征。而46，XY的男性胎儿如果丢失X染色体，Y染色体不能有足够的基因代偿功能，导致维持生命的部分基因缺失，因此不能存活。

在特纳综合征的各种临床表型中，大多数临床表型与X染色体短臂Xp的丢失有关，而性发育障碍多与长臂丢失相关。决定身高的基因位于Xp22.23处的 *SHOX* 基因。Xp11、Xq近端和Xq远端片段决定性腺发育和功能；像位于Xp11.2的 *BMP15* 基因缺失会使早期卵巢发育不良；Xq末端是端粒（telomere）存在的区域。Xq末端的缺失及重组与该类型患者继发性闭经存在密切关系，可以出现卵巢早衰。X染色体上这些区域基因丢失或重组会导致特纳综合征相应的体征。

第三节　特纳综合征的临床表现

特纳综合征个体之间表现差异较大，取决于染色体核型及受影响的基因。由于 X 染色体上携带与骨骼发育、卵巢发育、心血管发育等相关基因，因此，大多数特纳综合征患者存在多种异常体征，不同发育阶段有不同的特征。认识和关注异常表现，有利于早期诊断。

■ 胎儿期

超声检查可能会显示羊水多、颈部或背部液体聚集多，心脏或肾脏发育畸形等。

■ 婴儿期

大多体征不典型，但若认真细致的体格检查常会发现一些异常，包括颈短或颈部皮肤呈鸭蹼样（颈蹼）（图 1-10）、后发际线低（图 1-10）、小下颌（图 1-11）、腭弓高尖、双耳位置低平（低于眼角线水平）、胸部宽阔类似于古代的盾牌（盾状胸）、乳房间距宽（图 1-12）、手足肿胀（淋巴水肿）、心脏杂音等。部分患儿有反复发作的中耳炎。

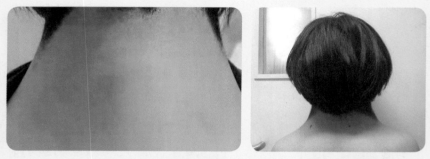

▲ 图 1-10　颈蹼、后发际线低（河南省儿童医院、北京儿童医院提供）

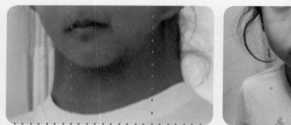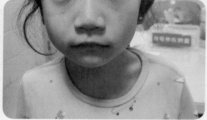

▲ 图 1-11　小下颌（河南省儿童医院、北京儿童医院提供）

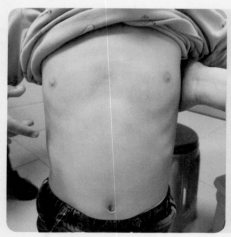

◀图 1-12　乳房间距宽（河南省儿童医院提供）

■ 儿童期

多于 3 岁后出现生长迟缓，逐渐偏离正常生长轨迹，身高增长小于每年 5cm。多在 5 岁之后身高严重低于同龄儿童，常因矮身材到医院就诊。并可见明显的盾状胸、乳房间距宽，肘关节外翻也非常常见（图 1-13）。第 4 或第 5 指（趾）短（图 1-14）、指甲发育不良（图 1-15）。皮肤或面部黑痣增多（图 1-16）。学习能力多数正常，部分孩子在数学运算、空间想象、手的精细动作方面较为落后。

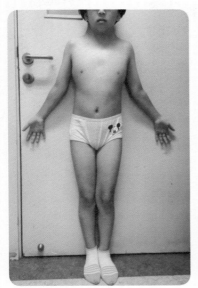 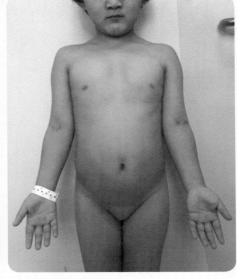

▲ 图 1-13　肘关节外翻（北京儿童医院提供）

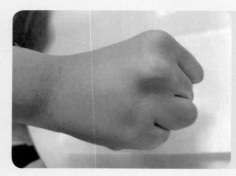

◀图1-14　第4或第5指（趾）短（河南省儿童医院提供）

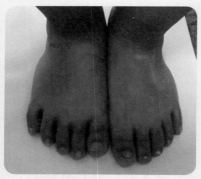 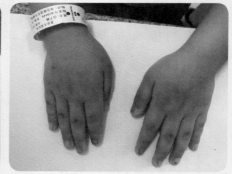

▲ 图1-15　指甲发育不良（北京儿童医院提供）

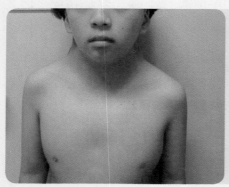

◀图1-16　皮肤或面部黑痣增多（北京儿童医院提供）

■ 青春期

无自发乳房发育和（或）月经初潮常为就诊主要原因。阴蒂及小阴唇发育不良。身材矮小，缺乏青春期突增，未经治疗的患者最终身高常在 140～145cm。2 型糖尿病、慢性淋巴细胞性甲状腺炎、肥胖、高血压、近视等发病率增高。部分患儿表现为社交困难、孤僻、腼腆等。

■ 特纳综合征染色体核型与临床表型

特纳综合征染色体核型多样化，临床表型差异大。95%～100% 的特纳综合征患者伴有身材矮小，这也是特纳综合征常见的临床表型，目前对 45，XO 核型特纳综合征的研究，矮身材都会发生，Xp 缺失的特纳综合征病例，88% 伴有矮身材，Xp 缺失的特纳综合征病例，43% 伴有矮身材。Fiot E 等通过对 1501 例特纳综合征患者资料的回顾性研究发现，核型 45，XO，等臂染色体及含环状染色体患者生长发育较嵌合型及含 Y 染色体患者明显落后，且生长激素（GH）治疗效果更差。

发际线低、内眦赘皮、肘外翻等躯体发育异常在 45，XO 的特纳综合征患者中发生率高，梁雁教授研究国内 45，XO 的特纳综合征患者发生率为 55%～77%，其他 X 染色体结构异常发生率在 1%～38%，颈蹼在 Xq 缺失患者中发生率仅为 1%。Simona Bucerzan 等对 45 例特纳综合征患者的临床体征进行详细记录，69% 的患者表现为发际线低，这也是最常见的临床体征，67% 的患者有颈蹼表型。

性发育障碍是青春期特纳综合征就诊的主要原因。特纳综合征患儿胎龄 18 周时出现卵巢发育不良，青春期时出现性发育障碍。有文献报道，嵌合型患儿有少部分可以有自主性的青春发育，但是最终仍会出现卵巢衰竭。特纳综合征合并性早熟在国内外罕见，其中大部分患儿是嵌合型染色体。有学者推测，嵌合型染色体中的部分整倍体基因可能与自主发育有关，嵌合型染色体核型的特纳综合征患儿自发性初潮的可能性最大，约占 1/3。研究发现，在 10 岁前诊断的特纳综合征嵌合型患儿，约 50% 有自主发育，而在 13 岁以后确诊的特纳综合征患儿，只有 28.6% 有自主发育。

先天性心脏缺陷在特纳综合征患者中占 23% ～ 50%，Xp 染色体上的基因单倍剂量不足将导致心血管系统异常，这是导致早期死亡的最常见原因。与 X 染色体嵌合或其他 X 染色体结构异常相比，45，XO 染色体组的发病率更高。左侧阻塞性病变最常见：二叶主动脉瓣（BAV）占 15% ～ 30%，主动脉缩窄占 7% ～ 18%。特纳综合征出现 BAV 是 46，XX 的 30 ～ 60 倍，BAV 很可能是特纳综合征女性一个独立的标志。

特纳综合征患者的高血压患病率：儿童时期为 20% ～ 40%；在成年时期为 60%，高血压可能在早期出现，并一直持续到成年。高血压可能是由特纳综合征中常见的肾脏发育异常导致的，特发性的主动脉缩窄修复后的特纳综合征患者，主动脉的固有形状也可能是高血压发病的一个因素。导致高血压的其他原因有：肥胖、代谢紊乱、雌激素缺乏、肾素 - 血管紧张素系统异常、血管壁结构异常导致的血管阻力异常。

特纳综合征常合并桥本甲状腺炎，发病率为 13.3% ～ 55%，合并甲状腺功能减退症（以下简称甲减）的风险可增加 5.8 倍。新近研究发现，5 岁以下患儿甲状腺自身抗体（TAA）均阴性，而 5 ～ 10 岁患儿 TAA 阳性比例可达 31.3%，15 岁及 15 岁以上患儿则分别为 48.1% 和 50.0%。另有报道，甲状腺功能异常与核型之间有一定关系，在 X 染色体长臂存在等位染色体时，30% 的患儿最终发展为甲状腺功能减退 。

特纳综合征患者的 2 型糖尿病（T2DM）发病率约为普通人群的 4.4 倍。在 X 染色体长臂缺失患者中，T2DM 的发生率最低，为 9%，接近一般人群，在短臂缺失患者中，T2DM 发生率为 23%，比单体型高 18%，在长臂等臂患者中，比例达到 35%，因此可推测 X 染色体的短臂缺失与 T2DM 的发生有关，而双倍的长臂使 T2DM 的发生率更高。此外，特纳综合征患者由于雌激素缺乏，可能通过内皮功能障碍、胰岛素产生减少、脂代谢异常、中心性肥胖、早期动脉硬化等方面影响糖代谢。因此，在特纳综合征患儿随访过程中应了解有无糖尿病症状并每年筛查空腹血糖，必要时行口服葡萄糖耐量试验（OGTT）。尤其应密切关注 X 染色体短臂缺失的特纳综合征患儿血糖及胰岛素变化，早期发现并及时干预。

特纳综合征患儿是否存在脂代谢异常还存在争议。尽管有研究认为，特纳综合征患儿的胆固醇（TC）和三酰甘油（TG）水平与对照组无差别，且高密度脂蛋白胆固醇（HDL-C）水平稍高，但多数研究认为，特纳综合征患儿由于身体成分改变，在引起胰岛素抵抗的同时，常伴低密度脂蛋白胆固醇（LDL-C）、TG 升高及 HDL-C 降低。特纳综合征患者与其年龄及体重指数（BMI）相匹配的正常核型但卵巢衰竭女性比较，特纳综合征患者 LDL 及 TG 升高，表明 X 染色体的缺失与脂代谢异常相关。

特纳综合征患者反复中耳炎的发生率在 12%～91%，低年龄及未成年特纳综合征患者更易罹患慢性或反复发作的中耳炎，从而造成语言发育障碍，最终导致学习能力下降。Barrenas 等于 1999 年提出了细胞周期延长（cell cycle delay，CCD）假说，即由于细胞代谢周期延长和缺乏控制生长的基因 [如位于 X 染色体短臂上的矮小同源核基因（short-stature homeobox-containing gene SHOX）]，会造成第一第二咽弓异常，继而导致耳郭、颞骨、耳蜗及咽鼓管发育异常，引发中耳炎。据此假说，由于单体型或等臂染色体短臂缺失较多，故耳部及听力异常发病率显著高于嵌合体。

第四节 特纳综合征的诊断

特纳综合征可能出现多种系统及器官异常，包括先天性卵巢发育不良、心脏瓣膜或大血管先天发育畸形、肾脏发育不良、脊柱侧凸、高血压、糖尿病、甲状腺疾病等。

■ 盆腔超声

卵巢发育不良是特纳综合征的主要表现，卵巢通常为条索状，盆腔彩超往往不能看到卵巢，子宫体积小于同龄儿童。由于卵巢发育不良，导致不能产生性激素，因此，患儿往往不会有自发的乳房发育。正常卵巢皮质部分由大大小小的卵泡组成（图1-17）。

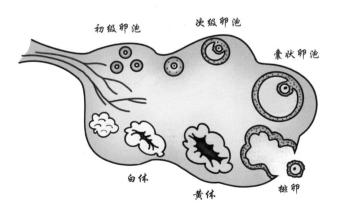

初级卵泡　　次级卵泡　　囊状卵泡　　白体　　黄体　　排卵

▲ 图 1-17　正常卵巢发育

■ 超声心动图

　　25% ～ 50% 的特纳综合征可以合并先天性心血管发育异常，这是影响患儿寿命的主要因素。本病常见的畸形包括主动脉瓣发育异常（图1-18）、主动脉扩张、主动脉缩窄、主动脉弓畸形（图1-19）等，少见的有肺静脉异位引流、主动脉夹层等。儿童时期多无相应症状，成年后出现呼吸急促、心悸、运动不耐受，甚至出现主动脉夹层破裂猝死等。因此，所有特纳综合征患儿初诊时均应该进行超声心动图检查，未发现异常且有症状者应进行心脏磁共振成像（MRI）检查或心血管造影。

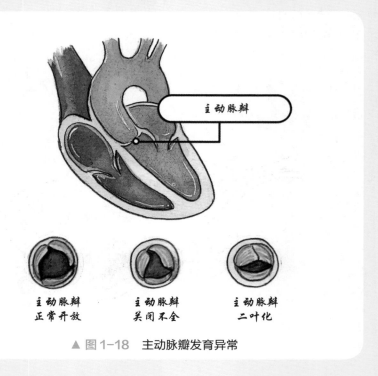

主动脉瓣

主动脉瓣
正常开放

主动脉瓣
关闭不全

主动脉瓣
二叶化

▲ 图1-18　主动脉瓣发育异常

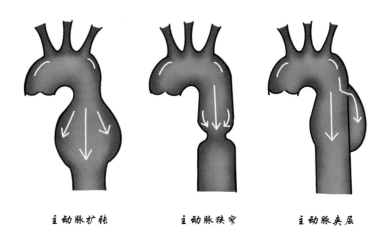

主动脉扩张　　　　　主动脉狭窄　　　　　主动脉夹层

▲ 图 1-19　主动脉发育异常

■ 肾脏超声

　　24% ～ 42% 的特纳综合征合并先天性肾脏发育异常，11% 的患儿为马蹄肾（图 1-20），5% ～ 10% 的患儿有部分或完全重复的肾脏，2% ～ 3% 的患儿为孤立肾，＜ 1% 的患儿有多囊肾或异位肾脏。由此导致的反流性尿路感染，表现为尿频、尿急、尿痛、发热、乏力等症状。反复泌尿系感染导致肾脏瘢痕形成，继发肾性高血压。这是导致特纳综合征死亡的风险因素之一。

■ 甲状腺功能评估

　　国内外流行病学研究报道，特纳综合征患者人群中甲状腺

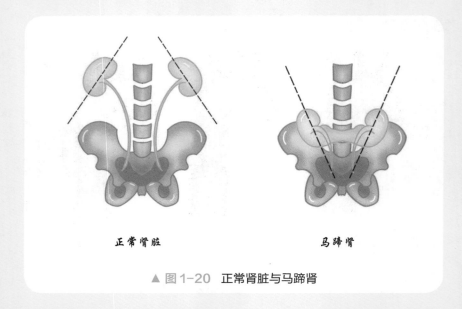

正常肾脏　　　　　　　　　　马蹄肾

▲ 图 1-20　正常肾脏与马蹄肾

疾病的发病率明显高于健康女性，其中以甲状腺功能减退（包括临床甲减和亚临床甲减）最常见，且和染色体核型有相关性。国外研究特纳综合征患者依据核型分组研究甲状腺疾病的发病特征，发现等臂核型患者甲状腺自身抗体（thyroid autoantibodies，TAA）阳性率较高，更易并发甲状腺功能异常，此核型患者与普通人群相比，自身免疫性甲状腺病（AITD）的发病风险可增加10倍，且患病年龄更小。国内外文献报道，特纳综合征并发甲状腺自身抗体阳性的发病水平与年龄具有相关性。36%的特纳综合征患儿在出生后10年内出现TAA阳性，且随着年龄的增长其发病率逐渐增加。国内外最新指南指出，4岁后要每年检测甲状腺功能，了解有无甲状腺功能异常出现。

■ 肝肾功能

特纳综合征常见无症状肝功能异常，且发病率随年龄的增长而增加（20%～80%），机制不详。肝酶升高通常是持续性或进行性的，且很少能恢复。若肝酶持续升高大于 6～12 个月，应行肝脏 B 超检查以排除脂肪肝，且慎用有潜在肝毒性的他汀类、格列酮类药物。特纳综合征肝硬化的发生率是正常人群的 6 倍。

■ 眼部检查

40% 的特纳综合征患者可出现屈光不正。斜视和弱视的发生率均为 30% 左右。特纳综合征诊断明确或 1～1 岁半就应由眼科评估有无视力问题。

■ 耳部检查

约 1/3 的特纳综合征患者可出现听力丧失。最早在 6 岁左右出现传导性耳聋，或进行性感音性神经性耳聋。由于特纳综合征患者颅底骨骼发育异常，中耳炎发生频率高，故在 7 岁前即应开始加强中耳渗出物的监测。

■ 染色体核型检测

如果有上述异常，医师会采血或取口腔黏膜上皮细胞进行染色体核型分析。对胎儿来说，医师会通过一些手段采集羊水（胎儿的排泄物）进行羊水细胞染色体核型检测。

第五节 特纳综合征与智力发育

　　既往研究表明，含 mar 的细胞比例在 50% 以上，易出现智力低下。部分 Turner 综合征患儿可有学习障碍，主要表现为非语言技巧的缺陷或特异性的神经心理缺陷（视觉 - 空间组织缺陷、社会认知障碍、解决问题困难、运动缺陷等）。25% 的 Turner 综合征患儿学龄期可出现注意缺陷、多动障碍。但多数特纳综合征患儿智力正常，学习能力正常，成年后可以有很好的生活。一旦诊断为特纳综合征，会有医师、护士来照顾你，帮助你长高、帮助你成长为美丽的姑娘（小伙儿）。世界各地均有特纳综合征患者成名、成才，如著名演员、遗传学家、运动员等，他们均过着幸福的生活。

（卫海燕　刘晓景）

第 2 章 守护特纳综合征患儿的生长

矮小是特纳综合征最常见和最容易识别的特征之一。若未予以治疗，则特纳综合征患者的成年平均身高低于正常人群 20cm。大多数患有特纳综合征的女童会产生生长激素，但是她们的身体对 GH 没有有效的反应，因此最终特纳综合征患者会出现身材矮小。

第一节 特纳综合征患儿的生长特点

矮小是特纳综合征最常见和最容易识别的特征之一。若未予治疗，则特纳综合征患者的成年平均身高低于正常人群 20cm。大多数患有特纳综合征的女童会产生生长激素（growth hormone，GH），但是她们的身体对 GH 没有有效的反应，因此最终特纳综合征患者会出现身材矮小。特纳综合征患者的生长衰减通常在出生前开始，并在婴儿期和儿童期持续加重，至青春期阶段往往缺乏正常的青春期线性生长加速（图 2-1）。约 75% 的特纳综合征女童在 3.5 岁前身高就低于正常女童身高的第 5 百分位。嵌合型特纳综合征的女孩在生长方面差异较大，但仍有 50% 的嵌合型特纳综合征女童在 2 岁时出现身高低于正常女童身高的第 5 百分位。

大多数患有特纳综合征的女童没有接受生长激素或性激素的治疗，包括那些有自发青春期的女童，她们不会有青春期生长突

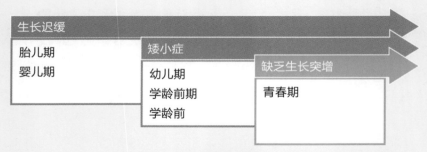

▲ 图 2-1 特纳综合征患儿的生长特点

增，但会以一个缓慢的速度生长较长时间。由于青春期阶段骨骼的生长和成熟会加速，因此建议在特纳综合征患儿 11 ～ 12 岁时可以使用雌激素替代疗法来诱导青春期启动。14 ～ 15 岁骨骼的生长板融合时，儿童期的生长就停止了。许多患有特纳综合征的女童都有一个延迟的骨龄，这意味着她们的骨骼老化速度比正常女童要慢，所以一个患有特纳综合征的 13 岁女童的骨龄可能是 11 岁，她有可能生长时间会更久。

目前已绘制出中国特纳综合征患儿的生长曲线（表 2-1、图 2-2）。

表 2-1　不同年龄特纳综合征患者的身高和体重

年龄（岁）	例数	身高			体重	
		$\bar{x}+s$（cm）	HtSDS	与正常均数差（cm）	$\bar{x}+s$（cm）	HtWSDS
3 ～	3	87.7±4.6	－ 3.11	8.03	14.0±3.3	＋ 1.93
4 ～	5	93.2±5.4	－ 2.31	9.69	11.8±2.0	－ 0.55
5 ～	8	97.3±4.8	－ 2.71	11.91	15.3±3.7	＋ 1.30
6 ～	6	105.8±2.4	－ 1.91	9.35	17.3±2.2	＋ 0.61
7 ～	7	106.0±3.5	－ 2.92	15.12	16.8±2.9	＋ 0.37
8 ～	13	111.4±7.0	－ 2.66	14.95	20.5±4.2	＋ 0.57
9 ～	10	114.2±4.0	－ 2.90	17.64	22.3±5.7	＋ 2.12
10 ～	30	118.7±5.6	－ 2.34	19.16	25.7±5.9	＋ 2.73
11 ～	19	122.6±5.6	－ 3.09	21.49	29.4±6.9	＋ 2.75

年龄（岁）	例数	身高			体重	
		$\bar{x}+s$（cm）	HtSDS	与正常均数差（cm）	$\bar{x}+s$（cm）	HtWSDS
12～	24	126.2±7.2	−3.61	23.82	29.8±6.7	＋1.97
13～	21	127.2±7.2	−4.83	27.89	30.0±5.1	＋2.05
14～	25	132.7±7.1	−4.55	24.43	34.0±6.1	＋2.00
15～	33	133.2±8.3	−4.69	24.55	35.4±7.9	＋2.33
16～	26	134.9±7.2	−4.53	23.80	35.9±8.3	＋2.45
17～	21	134.6±7.0	−4.54	24.31	34.7±6.2	＋2.17
18～	10	135.4±6.8	−4.58	23.55	35.3±5.8	＋2.32
19～	6	138.0±4.6	−4.00	20.95	34.4±6.5	＋1.22
20～	16	140.0±7.9	−3.67	18.87	35.6±6.2	＋1.48

表2-1 不同年龄特纳综合征患儿的身高和体重（续表）

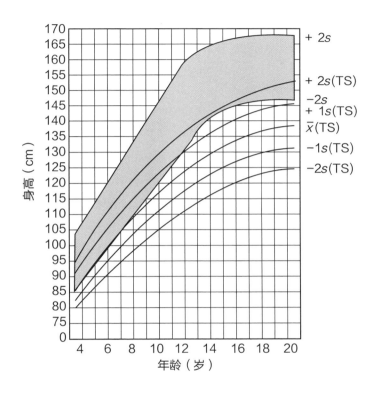

▲ 图 2-2　中国特纳综合征患儿生长曲线

第二节 特纳综合征患儿的生长激素治疗

人类天然生长激素是由大脑中的下垂体分泌产生的。GH 可促进肌肉和骨骼的生长，调节身体成分、体液、糖和脂肪的新陈代谢，可能还与心脏功能有着重要关系。GH 可以刺激肝脏产生对骨骼生长很重要的类胰岛素生长因子 -1（IGF-1））。人工生物合成的 GH（ recombinant human growth hormone，rhGH）与天然 GH 具有同样的结构，已被美国食品药品监督管理局（FDA）批准用于特纳综合征、矮小症等疾病的治疗。

GH 治疗是一种选择性的治疗方法，目的在于增加特纳综合征女童的儿童期和成年身高。在儿童期尽可能早地达到正常的年龄高度，循序渐进地推进青春期生长，并达到正常的成年身高。

GH 治疗与身高增加有关。医学研究发现，5.5 ～ 7.5 年 GH 治疗的特纳综合征女童的身高增长在 5 ～ 9cm。

GH 治疗应由儿科内分泌医师指导，GH 是处方药物，需要儿科内分泌医师开具处方。

GH 治疗开始时间：无统一规定。一旦出现生长障碍或身高位于正常女童生长曲线的第 5 百分位数以下时，即可开始 rhGH 治疗。一般在 4 ～ 6 岁，甚至可在 2 岁时开始治疗。

GH 治疗剂量：短效 rhGH 推荐剂量：每周 0.35 ～ 0.47 mg /kg，

相当于 0.15 ～ 0.2 U/（kg·d）。最大量不宜超过每周 0.47 mg /kg，相
当于 0.2 U/（kg·d）。长效 rhGH 的治疗剂量，尚在探索中。治
疗过程中可根据患者的生长情况及血清 IGF-1 水平进行剂量调整。

　　GH 治疗疗程：达到满意身高或生长潜能已较小（骨龄≥ 14 岁，
年生长速率＜ 2cm），可考虑停用 rhGH 治疗。

　　GH 治疗剂型：虽然有很多 GH 公司生产此类药物，但是药
物是相似的，注射设备、注射剂型、注射频次是主要的区别。目
前国内常用的 rhGH 包括有短效水剂、短效粉剂和长效水剂。

　　GH 注射方式：均采用注射的方式，一般被注射到大腿、腹
部、臀部或手臂背部的皮下脂肪组织中。注射有各种各样的装置，
使用的都是极细小的短针，会有专门的护士教会家长使用方法。
家长很快就会成为注射的"专家"，特纳综合征患儿也很快会适
应治疗。

　　GH 注射频率：短效制剂每周 5 ～ 7 天，长效制剂每周 1 次。

　　GH 注射时间：短效制剂建议每天晚上睡前注射，而长效制
剂则全天均可注射。

第三节　特纳综合征患儿生长激素治疗的注意事项

■ 生长激素可以和其他药物联合使用促进生长吗

可以，GH可联合蛋白同化类固醇药物促进生长，但对于雌激素则要具体情况具体对待。

蛋白同化类固醇制剂：该类药物与rhGH有协同促生长作用。联合治疗适用于年龄≥10岁或单独应用rhGH治疗不能获得满意的成年身高者。国外多用氧雄龙，国内已有制剂为司坦唑醇。氧雄龙的剂量为0.03～0.05 mg/（kg·d），司坦唑醇剂量与氧雄龙类同，建议以0.03 mg/（kg·d）为宜。治疗过程中，需注意男性化倾向（如阴蒂肥大、声音低沉、多毛、痤疮）和乳腺发育延迟等，并注意监测肝酶。

雌激素：不推荐在青春期前常规给予极低剂量雌激素来促进生长。

■ 生长激素治疗安全吗

长期研究表明，GH治疗在血压和心脏相关疾病的危险因素、血糖和脂肪代谢、身体成分、骨骼矿化、身体比例、耳部感染和听力损失的发生等方面安全性较好。

rhGH治疗可刺激黑色素细胞生长，但不会增加色素痣的数目，也不会刺激其恶变。

没有证据表明 rhGH 治疗可增加特纳综合征患者肿瘤的发生风险。

研究表明，特纳综合征女童以下情况使用 GH 治疗，风险可能有所增加。

（1）颅内高压（表现为头痛、喷射性呕吐、视物模糊等）：很少发生。

（2）股骨头骨骺滑脱（髋关节疼痛、跛行）：罕见。

（3）脊柱侧凸的发生或进展（背部异常弯曲）。

（4）胰腺炎：非常低的风险。

■ 生长激素治疗需要监测吗

rhGH 治疗需在儿科内分泌医师的指导下进行，并且每 3 ～ 6 个月进行生长发育、性发育、甲状腺功能、血糖和胰岛素、糖化血红蛋白（HbA1c）、IGF-1 水平、脊柱侧凸和后凸等的监测。

建议在 rhGH 治疗期间，IGF-1 水平不宜持续高于 2 倍的标准差积分（SDS），若 IGF-1 > 3 SDS，应减量使用 rhGH，甚至暂停并观察；若 IGF-1 在 2 ～ 3 SDS 时，应根据临床情况调整 rhGH 剂量并注意监测 IGF-1 水平。

若 rhGH 治疗开始时脊柱异常已经存在，或治疗过程中加重，须与整形外科合作商议治疗对策。

部分患者可因 rhGH 治疗致颅面部比例改变，应定期至口腔正畸科随访。

■ 生长激素治疗的费用是多少

由于剂量是根据体重、人体利用率和药物种类等而定的，所以费用会有所不同。具体的费用家长可以和内分泌专科医师具体沟通了解。

■ 生长激素治疗应该期待什么结果

患有特纳综合征的女童最终成年身高会增加 5 ～ 9cm（平均身高增加 7.5cm）。最终成年身高的增长取决于 GH 治疗开始的年龄、GH 剂量、GH 治疗的依从性、雌激素替代治疗的时间及对 GH 的反应等。

■ 如果患者不想或不能用 GH 治疗，会发生什么

没关系，GH 治疗是可选的，是个人的决定。没有接受 GH 治疗的特纳综合征患者成年后的身高各不相同，在 124 ～ 156cm。对特纳综合征患者生活质量和身高的研究表明，身高并不能预测生活满意度。生活中所有身高的女性都经常会有同样的挑战和获得同样的成就。

（赵 岫 苏 喆）

第3章 特纳综合征患者的青春期烦恼

性发育障碍［无自发乳房发育和（或）月经初潮］是青春期特纳综合征患者就诊的主要原因。据文献报道，30%～40%的特纳综合征患者可出现自发性性发育，但大多随后自发停滞，仅约4%的患者出现月经初潮。

第一节　特纳综合征患者的性发育

性发育障碍［无自发乳房发育和（或）月经初潮］是青春期特纳综合征患者就诊的主要原因。据文献报道，30% ～ 40% 的特纳综合征患者可出现自发性性发育，但大多随后自发停滞，仅约 4% 的患者出现月经初潮。研究发现，10 岁前诊断的特纳综合征嵌合型患者，约 50% 有自主发育，而在 13 岁以后确诊的特纳综合征患者，只有 28.6% 的患者有自主发育。特纳综合征患者出现自发性性发育，可见于各种核型，但比例不一，多见于嵌合型特纳综合征患者，比例约为 32%。有学者推测嵌合型染色体中的部分整倍体基因可能与自主发育有关。虽然有报道特纳综合征患者可出现自发性性发育和月经初潮，甚至 1% 的患者具有生育能力，但合并性早熟或快进展型青春期者在国内外非常罕见。

女性的雌激素主要由卵巢合成，而雌激素在卵巢的合成要靠促黄体生成素（LH）和促卵泡激素（FSH）的协同调控，以及卵巢的卵泡膜细胞和颗粒细胞内的甾体合成酶。特纳综合征患者卵巢发育不良可始发于孕 18 周，导致性激素缺乏，而这些激素是启动性发育或青春期所必需的，故青春期时出现性发育障碍，往往表现为缺乏第二性征、初潮延迟、原发性闭经等。

　　目前有很多方法可以预测特纳综合征患者是否会出现自发性性发育，其中两个主要的实验室检查指标［FSH、抗米勒管激素（AMH）］可以帮助预测未来的卵巢功能，高 FSH 和低 AMH 提示卵巢功能衰竭。

第二节 特纳综合征患者的激素替代疗法

在女性体内，雌激素和孕激素是由卵巢分泌的。如果卵巢发育或功能不全，这些激素就会缺乏，导致所谓的性腺功能减退。因此，大多数特纳综合征患者需要性激素替代疗法。首先是为了诱导青春期，然后是为了保持第二性征，达到峰值骨量，以及为了子宫正常生长从而以后能够妊娠。

■ 诱导青春期和维持女性化的治疗选择

雌二醇（E_2）是人体分泌的雌激素的自然形式，并与雌激素受体结合。雌激素的主要作用是促进女性内外生殖器官的发育及第二性征的出现，并维持女性性功能。

最佳的雌激素替代治疗方案来诱导青春期发育仍在研究中，替代治疗的目标是模拟女孩青春期的正常进展，同时最大化生长潜力和最小化风险。如过度强调身高，不恰当地延迟雌激素替代可能对骨骼、子宫和社会心理健康有害。

■ 雌激素替代的时间和剂量

早期诊断的患者，推荐骨龄 11 ~ 12 岁时开始雌激素治疗。

诊断较晚，特别是青春期年龄诊断的患者，可权衡生长潜能和性发育情况，采取个体化治疗。

青春期诱导应从低剂量开始，初始剂量：成人替代剂量的 1/10 ～ 1/8，如戊酸雌二醇？（补佳乐），0.25 ～ 0.5mg/d，之后每 6 个月可增加 0.25 ～ 0.5mg/d，2 ～ 3 年逐渐增加到正常成人剂量，最大剂量不超过 2mg/d（表 3-1）。

表 3-1　特纳综合征患者的青春期替代治疗		
制剂	青春期起始剂量	成人剂量
经皮雌二醇	3 ～ 7μg/d	75 ～ 150μg/d
微粉化的 17β 口服 E_2	0.25mg/d	1 ～ 2mg/d
乙炔雌二醇	2μg/d	10 ～ 20μg/d
储存雌二醇制剂	每月 0.2mg	每月 2mg

由于较高剂量的雌激素会使骨龄提前得更快，因此，无论是否使用生长激素，较低的起始雌激素剂量对保护生长潜能很重要。

若患者仍有潜在的生长空间，低剂量雌激素可使用更长时间；若开始治疗时年龄偏大，至成人剂量的过程可适当缩短。

多数患儿在治疗 6 个月内出现乳房硬结，2 年左右可至特纳综合征 4 期，这与自发青春期的特纳综合征女孩和正常人群相似。

■ 孕激素替代的时机

黄体酮对保持子宫健康非常重要，可以调节月经周期，让子宫内膜完全脱落，防止子宫内膜不健康的过度生长。

经过 2 年雌激素治疗，或当发生"突破性阴道出血"时，需要添加另一种激素——黄体酮，来建立人工周期。比较常用的做法是，每月先给予雌激素 11～14 天，然后加用黄体酮 8～10 天后和雌激素一起停药，待撤退性出血则开始新的周期。

基于轻微降低乳腺癌风险和静脉血栓栓塞风险，最好选用天然或接近天然的孕激素，如地屈孕酮或微粒化黄体酮，其中微粒化黄体酮被认为更优。

■ 如何补充雌激素

雌激素可以注射、口服（药片形式），也可以使用经皮贴，都是有效的。

经皮雌二醇是目前推荐的首选途径，优于口服雌二醇或口服乙炔雌二醇，而且由于患者的实际原因（注射疼痛），也优于注射雌二醇，尽管后者在诱导青春期方面相当有效。

经皮制剂，雌激素贴片使用时贴在腹部皮肤上，雌激素不经过肝脏直接进入血液。每周一次或有时隔夜使用，以模拟正常的清晨血清雌二醇峰值。在青春期诱导的早期使用 1/4 或 1/8 的贴剂，这取决于贴剂的可用剂量及女童的年龄和身高。优点：首先，不经过肝脏代谢，肝脏的负担小，雌激素生物利用度高，因而可减少患者摄入的总药量；其次，经皮雌激素对糖脂代谢影响小，还可以降低血栓的风险、改善血压控制及骨量，提高生长激素的有效性。缺点：目前商业上可获得的贴片和凝胶，是为成年女性设计的，故很难给予足够小的剂量用于青春期诱导。

口服制剂的优点：更方便或更容易记住和保持，减少皮肤上的贴片刺激，更便宜，更容易获得。口服制剂的缺点：雌激素进入胃肠道后在门静脉系统吸收并被肝脏代谢才进入体循环。

目前，国内经皮雌激素应用较少，多采用口服戊酸雌二醇或17-β 雌二醇。应根据患儿喜好，与医师沟通，选择最适合的方法。

■ 激素替代治疗疗程

雌激素对于一个健康的身体是必不可少的，一旦达到成人替代剂量，治疗应该持续，直到持续到正常的绝经期，以维持女性化和防止骨质疏松。

■ 雌孕激素替代治疗的获益

激素替代疗法的目标是模拟自然的青春期的激素水平变化，诱导并维持第二性征发育，促进子宫发育，获得生育潜能。

雌激素替代治疗与患儿的骨骼健康密切相关。如无治疗，特纳综合征患者早发骨折的概率显著增加，因此优化雌激素替代治疗对改善骨矿化，增加患者峰值骨量、骨密度非常重要。

雌激素替代治疗可以降低特纳综合征患者心血管疾病的风险，促进大脑发育，提高认知功能。雌激素治疗对于特纳综合征女孩似乎可改善运动速度、语言和非语言处理时间；青少年心理健康及这些女孩的父母报告的问题行为都有所改善。

对新陈代谢的影响通常是积极的，促进其他雌激素依赖的器官发育和生理功能（如肝功能）。经皮和口服雌二醇对脂类的肝脏作用在临床上似乎没有区别。肝酶升高发生在特纳综合征患者中，可能在青少年时期达到高峰，接触雌激素似乎会改善这一点。葡萄糖、胰岛素耐受性、脂肪分解、蛋白质转换和体重指数在经皮和口服雌激素替代疗法中似乎都是稳定的。

最后，未有证据证明雌激素替代治疗会增加癌症风险。

■ 激素替代治疗中如何监测

在雌激素治疗期间，不建议常规监测血清 LH 或 FSH 水平，因为在给予更高水平的雌激素之前，卵巢发育不全的女性的血清 LH 或 FSH 水平仍会升高。口服与经皮 E_2 制剂的促性腺激素的抑制作用相似。E_2 水平可以测量，但最佳线性增长的 E_2 水平仍有待确定。

临床评估应包括生长发育和乳腺、外阴、子宫发育情况及子宫厚度，注意监测血压、肝功能、血脂及凝血功能等，除此之外，还需注意患者的满意度。患者年龄及剩余生长潜力是剂量增加的重要决定因素。如果仍有可能出现身高增长，可以延长服用低剂量雌激素的时间。如果在初诊时年龄就已经比较大了，那么从起始剂量到成人剂量给药的时间可以适当缩短。

对成人来说，每天 50 ～ 200mg 的替代剂量通常可达到正常的成人血浆 E_2 浓度。E_2 在女性周期的正常范围很广，早期卵泡期水平低至 20 ～ 40pg/ml 和 200 ～ 600pg/ml。在某些女性中，FSH 和 LH 的水平可能正常。然而，患有 TS 的女性缺乏抑制素，所以使 LH 和 FSH 水平正常化本身并不是目标。我们的目标是使所有的健康效益最优化并将风险降到最低。

重要提示：这种激素替代治疗只是针对单纯激素缺乏，与没有特纳综合征的女性口服避孕药或绝经后妇女雌激素替代治疗不同。

（苏 尉 苏 喆）

第4章 | 特纳综合征与心血管疾病

心血管疾病是特纳综合征最常见的并发症，包括先天性心血管结构异常及后天获得性的心血管相关疾病，如高血压、缺血性心肌病等。

　　心血管疾病是特纳综合征最常见的并发症，包括先天性心血管结构异常及后天获得性的心血管相关疾病，如高血压、缺血性心肌病等。研究显示，特纳综合征患者中心血管疾病的发病率比正常人群明显升高，大大影响了患者的生存质量并且能够增加患者的死亡率。因此特纳综合征的患者需要对心血管相关问题有所了解并加以关注。

■ 先天性心血管结构异常

　　约 50% 的特纳综合征患者会出现先天性心血管结构异常，其中最常见的是主动脉瓣二叶化，除此之外还有主动脉缩窄、主动脉扩张等，主动脉夹层非常罕见，但是能够导致患者出现猝死，因此需要引起高度重视。

　　正常的心脏由四个腔室组成，包括"两房两室"的基本结构（房子），还有"水管"（血管）、"电路"（心电传导纤维）、"墙壁"（心肌）、"门"（瓣膜）等。两房是指左心房和右心房，两室是左心室和右心室。在左心房与左心室之间的门是二尖瓣，右心房及右心室之间的门是三尖瓣。正常的心脏左右结构是被完全分隔的，心房与心室之间的门（瓣膜）也是单向开启的，以保证血液按照正确的方向流动。心脏有两个出入口，在通常情况下，右侧心脏的血液进入肺部，在肺部获得大量氧气，然后通过左侧心脏流出，进入主动脉。主动脉是从心脏分出来的供应全身的第一支大血管，负责全身的血流和能量供应。主动脉瓣是分隔左心室和主动脉的一个瓣膜，血流被泵入主动脉后，主动脉瓣关闭，以防止血液倒流进入心脏，血流泵入主动脉后随着血管进入全身各个组织。

正常和异常的主动脉瓣见图 4-1。

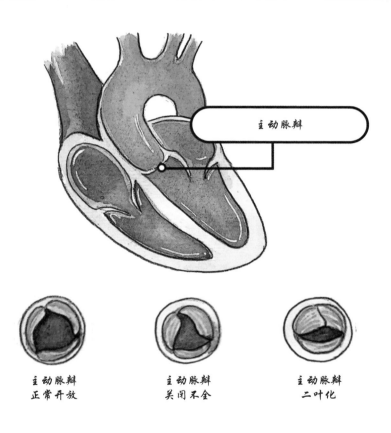

主动脉瓣

主动脉瓣
正常开放

主动脉瓣
关闭不全

主动脉瓣
二叶化

▲ 图 4-1 正常和异常的主动脉瓣

主动脉瓣二叶化是指主动脉瓣结构异常。正常情况下主动脉瓣有 3 个小叶，部分特纳综合征患者的主动脉瓣只有 2 个小叶，这就是我们所说的主动脉瓣二叶化。这类患者的主动脉瓣在早期也可能会正常关闭，没有任何异常表现，但是随着年龄的增长，异常的主动脉瓣发生改变，瓣膜关闭不全，阀门松了，因此血液出现反流。而且发育异常的主动脉瓣还容易发生感染，出现心内膜炎。

正常的主动脉只有一个管腔，腔壁分 3 层，彼此紧紧包裹、坚韧且富有弹性，以承受巨大的血流冲击。主动脉的大小是一定的，过细或过粗都会出现问题。过细就是主动脉缩窄，这种情况下心脏需要更加努力才能把血液泵入主动脉，长此以往心脏太过疲劳而逐渐衰竭。过粗即主动脉扩张，在巨大的血流冲击下，扩张的主动脉像气球一样越吹越大，腔壁也越来越薄。一旦管腔的内侧出现裂口，在血流冲击下裂口迅速扩大，腔壁急速撕裂，患者出现剧烈的、胸背部、撕裂样疼痛而迅速死亡。特纳综合征患者发生主动脉夹层的风险更高，因此一旦出现难以解释的胸背部疼痛，尤其是发生快、难以忍受的剧烈疼痛，一定要及时就医（图4-2）。

如果说刚才说的先天性心脏病是心脏的腔室出现了问题，心电传导异常就是指挥心脏跳动的"电路"异常。这个"电路总开关"在右心室的窦房结，它负责向心脏各处发电，产生的电流，通过房室结、房室束、左右束支等结构传遍心脏各处，为心脏提供源源不断的动力。在心电的统一指挥下，心脏四个腔室的心肌和瓣膜统一行动，保证"门"的正确开启，控制血液按一定方向流动。

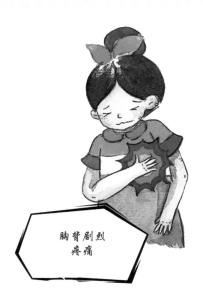

胸背剧烈
疼痛

▲ 图 4-2 特别需要警惕的信号

心电异常会导致电路故障，信号不能正确的传递下去，心脏跳动
的节奏发生改变，行动无法一致。

　　特纳综合征患者常见的心电传导异常包括束支传导阻滞、T
波异常、P 波异常、PR 间期延长及 QT 间期延长。患者可以没有
特殊的感觉，或者有心慌、心悸等，但严重的心律失常能够导致
猝死，因此需要格外关注。这些改变可以通过心电图的检查来发
现，有些情况下患者需要进行 24 小时动态心电图的检查来明确有
无异常。

值得家长注意的是，如果患儿存在 QT 间期延长，应该谨记尽量避免应用可以导致 QTc 延长的药物，在前往医院就诊时，也应该向接诊医师明确告知孩子的情况。如果应用了这些药物，应该在停用药物 1～2 周后复查心电图变化。常见的可以导致 QTc 延长的药物有普鲁卡因、索他洛尔、胺碘酮、西沙必利、红霉素、克拉霉素、氟康唑、伊曲康唑等。

■ 后天获得性心血管相关疾病

前面所讲的都是心血管结构的改变，高血压则是后天获得性心血管疾病。通常情况下，大家都认为儿童很少有高血压的发生，但实际上在特纳综合征的患儿中 20%～40% 可能合并高血压。在成人期特纳综合征患者中高血压的发病率也高达 60%，都比正常人群的发病率明显升高。高血压是指持续血压过高的一种疾病，是一种可伴有心脏、血管、脑和肾脏等器官功能性或器质性改变的全身性疾病。不同于成人的血压标准，儿童血压需要结合年龄、性别及身高进行评估。

特纳综合征患者发生高血压的原因并不完全清楚，可能与特纳综合征患者肾脏发育异常相关，特纳综合征患者的代谢异常（如肥胖、血脂紊乱、肾素 - 血管紧张素 - 醛固酮系统异常、雌激素缺乏等）也可能增加高血压的发病率。

患有高血压的特纳综合征儿童可有头痛、头晕等表现，严重的可出现恶心、呕吐等。但是也有部分儿童没有任何表现，仅仅是体检过程中发现的血压升高。

　　高血压能够对人体多个脏器造成伤害。长期血压升高可以导致心脏血管损害，出现冠状动脉粥样硬化，冠状动脉是负责给心脏供血的血管，冠状动脉粥样硬化会导致心脏供血不足，从而发展成冠心病。长期动脉压力升高，导致负责给主动脉泵血的左心室负担过重，长期的高负荷工作，心脏发生改变，导致心脏扩张、心功能衰竭等。高血压对于脑血管也会有影响，长期血压升高导致颅内血管硬化，血管变得脆弱，容易发生血管破裂出血（即脑出血）等，可危及生命。高血压患者肾脏后期也会出现肾小动脉硬化、肾功能受损等。除了常见的血压升高导致多发性终末器官损伤外，高血压还可以增加特纳综合征患者主动脉破裂、休克等的发生率，导致猝死。

　　高血压的早发现、早治疗对于特纳综合征的患者是非常重要的。建议特纳综合征患儿每年至少进行一次血压监测，必要时可采用 24 小时动态血压监测对患儿的血压进行评估。此处家长需要注意的是，儿童血压的测量需要在其安静状态下进行，并且需要采用合适的血压测量仪，过宽或过窄的血压测量袖带都会导致测量结果的不准确。因此如果条件允许，建议到专业的儿科心血管机构进行评估监测。一旦发现患儿出现血压升高，需要积极采取治疗。治疗包括生活方式干预及药物治疗。

　　除此之外，特纳综合征常见的心血管系统疾病还包括缺血性心肌病、凝血功能异常等，虽然这些疾病在成人患者中更为常见，但儿童也需要警惕相关问题，不能忽视。

■ 心血管疾病的诊断

一旦确诊特纳综合征，就应该完善血压、心电图、超声心动图等检查，对于某些患者，还需要进行心脏 CT 血管成像（CTA）或磁共振成像检查。具体采用哪种检查方法，需要由专业的医师决定。

如果没发现问题，是否就不需要复查了呢？答案是否定的。特纳综合征患者心血管疾病风险伴随终身，有些疾病（如高血压等）可能随着年龄的增长逐渐出现，因此即使诊断时没有发现合并心血管疾病，也需要定期进行监测。特纳综合征的儿童每年应至少进行一次身高、体重、血压的测量，其他的检查需要根据儿童的情况进行选择。

对于血压正常、尚未发现合并其他心血管并发症（如主动脉瓣二叶化、主动脉缩窄）的患者，在诊断之后，可以每隔 5 年复查一次心脏超声或心脏磁共振成像。

一旦发现合并其他疾病，则需要缩短复查间隔。医师会根据孩子的情况选择监测的项目和合适的时间。由于特纳综合征的患儿发生心血管疾病的风险及病死率都较正常儿童高，因此一定要定期随诊，密切观察。

■ 心血管疾病的治疗

特纳综合征合并心血管疾病的诊断及治疗需要在儿科内分泌和心血管医师的共同参与下进行。治疗包括生活方式干预、药物和手术治疗。

相较于正常的儿童，特纳综合征的患儿更需要建立健康的生活方式。合理的饮食及适量的运动，维持正常的体重有助于减少心血管相关疾病的发生。生活方式干预包括以下几个方面。

饮食方面:首先，高糖、高脂等食物的过量摄入应该尽量避免，建议适量增加蔬菜、水果的摄取，调整饮食结构。尽量避免出现暴饮暴食，培养健康的饮食习惯在儿童期是非常重要的。如果合并血压升高，适量控制盐的摄入也是必要的。

运动方面:规律且适度的运动有助于保持特纳综合征患儿的长期健康。通过合理的运动可以减少心血管疾病及代谢性疾病的发生，提高生活质量。但是由于特纳综合征患儿本身可能合并心血管疾病，强度过大的运动有可能增加疾病的严重程度，因此选择适合孩子的运动尤为重要，运动的方式和强度需要结合患儿自身情况，在专业医师的指导下进行。

通常来讲，主动脉没有扩张的患儿，可以参与正常的体育活动。主动脉发生中度扩张的患儿，需要慎重选择运动的类型。严重主动脉扩张的特纳综合征患儿，高强度、竞技类运动（如球类、长跑等）不建议参加，可以在参与活动前咨询医师以做出合适的选择（图 4-3）。

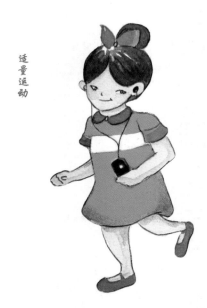

适量运动

▲ 图 4-3 适量运动有益于 TS 儿童的健康

　　除此之外，保证足够的睡眠、避免过大的压力也很重要。

　　药物和手术治疗应该在专业医师的指导下进行，选择有经验的医师并且定期随诊非常重要。

（高　亢　陈晓波）

第5章 特纳综合征患儿要护肾健骨
——肾和骨骼的并发症介绍及随诊注意事项

30%～40%的特纳综合征患者可出现先天性泌尿系统畸形，最常见的是集合管系统异常，其次是马蹄肾、重复肾、多囊肾、异位肾、肾旋转不良、肾缺失等。

第一节 肾脏影像检查不可缺

30%～40%的特纳综合征患者可出现先天性泌尿系统畸形，最常见的是集合管系统异常，其次是马蹄肾、重复肾、多囊肾、异位肾、肾旋转不良、肾缺失等。因此，首诊患儿均需要行肾脏影像学检查以排查先天性泌尿畸形，并每年复查肾脏超声、肾功能、尿常规。

第二节 保护肾脏，避免尿路感染

伴有泌尿道畸形，尤其是肾脏集合管异常者，易出现尿路感染。

■ 对策一：坚持多饮水

饮水后排尿量增加，能冲刷膀胱和尿道；每天应及时饮水、定时排尿，每2～3小时排尿一次，这样能防止细菌在尿液当中滞留繁殖，降低尿路感染的发生概率，这也是预防尿路感染最好的方法。如果已经有尿路感染，就应该多饮水，这样有利于疾病的恢复，同时寻求医学建议及帮助（图5-1）。

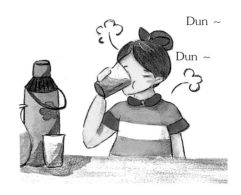

多饮水　勤排尿

Dun ~

Dun ~

▲ 图 5-1　多饮水有利于预防尿路感染

■ 对策二：注意个人卫生

避免憋尿，并注意正确的排尿、排便清洁方式，减少邻居肠道细菌移行感染。平时要注意外阴清洁，经常洗澡，不去公共浴池使用公共浴盆洗浴。儿童衣物（尤其是贴身内衣）单独清洗，勤换内裤，注意个人卫生（图 5-2）。

■ 对策三：尽量避免非必要的尿道器械和插管操作

尿道器械很容易将细菌从尿道远端带入膀胱和上尿路，尿路插管后易发生持续性菌尿。最好避免使用尿路感染设备和插管。如需使用，必须严格消毒。通过药物培养，观察是否有尿毒症感染。

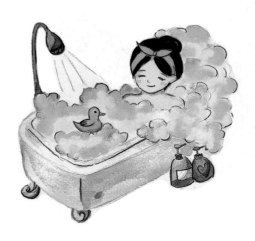

注意个人卫生
勤清洗

▲ 图5-2　注意个人卫生有利于预防尿路感染

■ 对策四：定期查尿常规排查无症状性尿路感染

有典型尿路感染的时候要及时行尿常规排查，如无症状也建议每年监测尿常规，以排查无症状性尿路感染。

■ 对策五：积极对症治疗

当出现尿路感染症状或尿常规检查时提示存在尿路感染，除大量饮水外，需要泌尿专科结合患儿肾脏情况进行评估给予相应的治疗方案。

第三节　特纳综合征合并脊柱等骨异常

特纳综合征合并脊柱异常常见，约占特纳综合征患者的 10%，以脊柱侧凸为主，可导致高低肩、侧倾、前倾、驼背等姿势，大多数病例不需要干预，严重者可影响胸腹腔脏器功能。国际上以 Cobb 法测量站立位 X 线片上的脊柱侧向弯曲 Cobb 角大于 10°为脊柱侧凸。此外，尚有先天性马德隆畸形，约占特纳综合征患者的 5%，是桡骨远端尺侧及掌侧骨骺发育障碍引起的先天性远端桡尺关节半脱位畸形，绝大多数直至青春期才出现明显的表现，并显现局部疼痛症状，随着年龄增长畸形越来越严重，局部疼痛也将加剧。特纳综合征的女性发生骨折的风险增加了约 25%，骨折见于骨皮质和骨小梁，通常发生在掌骨、股骨颈、下脊柱和前臂。

■ 对策一：预防更重要，站如松，坐如钟

对于防范脊柱侧凸、后凸畸形的形成，首先要求患儿维持正确规范的站、坐、卧姿势，避免脊柱不良受力。如坐位时，身体与桌子保持一拳距离，眼睛与书本保持一尺距离，身体坐正，右利手者将书本放在身体正方偏右。在维持正确坐姿的同时书桌高度也应合适，应符合两个垂直：第一，两足平放于地面时，大腿与小腿垂直；第二，两臂自然下垂时，上臂与前臂垂直。此外，通过一定的体育锻炼，全面增强脊柱两侧、前后肌群力量，单双杠、

平衡木、跳箱等项目对预防脊柱弯曲有良好的预防作用。

■ 对策二：重监测，早发现，早治疗

　　建议生长周期内每次复诊都进行脊柱查体，每年复查脊柱 X
线片，对于已经存在的脊柱弯曲异常，遵循青少年特发性脊柱侧
凸的标准治疗原则，根据严重程度进行康复等干预治疗。有马德
隆畸形者，建议每年复查前臂后前侧位 X 线片。当出现疼痛时，
首选休息及物理治疗，对畸形较轻，疼痛及功能影响不重者，不
必处理。生长期儿童患者应加强功能锻炼或用支具保护，以免畸
形进一步发展。矫形手术应在骨骺生长停止、畸形成形后进行。
手术治疗可切除一段尺骨下端，桡骨下端截骨纠正关节面方向，
内固定或外固定至截骨处融合。

第四节　补充钙与维生素 D 制剂，避免骨质疏松

除先天骨骼畸形存在外，特纳综合征患儿由于卵巢功能不全，雌激素减少，可有骨量减少或骨质疏松，尤其是年长者，骨折的风险将增加。

■ 对策：补充钙与维生素 D 制剂

为帮助患儿获得足够的骨矿物质而自然生长，推荐青春期前常规口服钙剂。25- 羟维生素 D 低的患儿，可给予维生素 D 制剂口服，维持 25- 羟维生素 D 的水平正常。

注意事项： 双膦酸盐不建议使用，骨质疏松药物必要时选用。

不建议常规应用双膦酸盐和抗骨质疏松药物治疗，否则可使特纳综合征患儿的骨量减少。双膦酸盐不能有效增加骨皮质密度，而且有下颌骨坏死、骨硬化病、症状性低钙、口服致胃肠不适等不良反应。若已确诊患有骨质疏松，特别是有骨折风险或已经有低冲击骨折者，可采用通常用于骨质疏松治疗的药物。

（范　歆　李　川）

第 6 章　特纳综合征患儿眼、耳、牙齿可能的并发症和注意事项

特纳综合征患儿牙冠、牙根形态的改变及牙根吸收的风险增加，可出现牙齿脱落，影响美观及牙功能。

第一节 健"齿"笑颜

特纳综合征患儿牙冠、牙根形态的改变及牙根吸收的风险增加，可出现牙齿脱落，影响美观及牙功能。

■ 对策：早期评估，健康用牙

特纳综合征患儿在确诊时应行牙齿发育评估，2～3岁开始定期每年进行牙齿体检。

平时注意口腔卫生，采取正确的刷牙方法——竖刷法，减少食物残渣残留，避免牙菌斑及牙结石。每天刷牙2～3次，每次刷3个面，每次持续3分钟。刷牙以温水为佳，水温以35～37℃为宜。保持个人牙刷清洁卫生，定期更换，最多不超过3个月。认真有效的刷牙是任何方法无法替代的口腔卫生保健方法。

对于牙冠异常或出现恒压脱落者，需要口腔科专业医师行相应正畸及修复治疗。

第二节　护驾"明眸"

特纳综合征患儿除有眼部组织先天结构特征外，还存在红绿色盲、斜视、远视或弱视等。其中，斜视和弱视的发生率均为30％左右，斜视不仅影响美观，部分还存在不同程度的视力减低，长此以往可以造成斜视性弱视。此外，斜视的患儿即使双眼视力正常，部分可无融像能力和立体视觉，影响立体视觉的工作。约8％的特纳综合征患儿会有某种程度的红绿色盲，这使得特纳综合征患儿很难辨别红、绿色。

■ 对策：健康用眼、定期视力评估

特纳综合征确诊后或 1 ～ 1 岁半就应由眼科评估有无视力、视功能、屈光、眼底等问题。

平时应当注意用眼距离、用眼时长、用眼时环境光线强度及用眼角度，减少接触电子产品，保证充足的日间户外活动及睡眠，注意自我管理及家属的监督。

当出现"眯眼视物""斜眼、扭头视物"或"视物不清"时，不要掉以轻心，应尽早到眼科就诊评估，根据眼科专科医师的评估结果予以相应的治疗，部分患儿需要戴镜矫正或手术治疗。

第三节　护 "耳"

特纳综合征合并听力系统异常非常常见，可存在内、外耳畸形和听力丧失，其中 30% 左右的患儿可出现听力损害。听力损害高发考虑可能与特纳综合征患儿慢性中耳炎和胆脂瘤的发生率高有关，而复发性急性中耳炎易发生胆脂瘤。患儿中耳炎的发生率约占 60%，这是由于颅底解剖结构异常导致咽鼓管与中耳的关系异常。一些患儿可早至 6 岁左右，出现传导性耳聋和进行性感应神经性耳聋。60% 的成人患者可出现进行性感应神经性听力丧失，35 岁后进展更快，可致过早出现老年性耳聋。听力损失的严重程度根据纯音听阈确定为正常（≤ 15dB）、轻度（16 ～ 25dB）、轻度（26 ～ 40dB）、中度（41 ～ 55dB）、中度（56 ～ 70dB）、重度（71 ～ 90dB）、重度（90 + dB）。

■ 对策：加强宣教、定期耳科检查、规范治疗

加强患者教育，所有新诊断特纳综合征患儿的家庭都应该了解学龄前儿童出现中耳问题的可能性和中耳疾病的特征。这些症状包括非特异性烦躁、呕吐和发热。因此，平时要注意患儿有无耳痛、耳鸣、听力下降，观察是否存在耳部溢脓，婴幼儿则关注是否存在不明原因的烦躁哭闹、抓耳挠腮。患儿应在确诊后每年进行双耳听力检查，7 ～ 8 岁前即应开始加强中耳渗出物的监测。

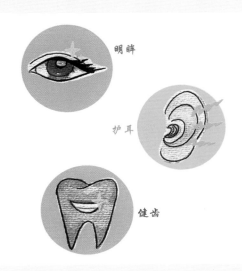

明眸

护耳

健齿

腺样体切除术在特纳综合征患儿中预防中耳疾病的作用是有争议的。针对引起中耳感染的微生物接种疫苗是一种值得考虑的潜在预防策略，但目前尚未能广泛合理接受。

如果考虑存在中耳炎的可能，则需要耳镜检查；确诊后需要适当、及时使用抗生素积极抗感染治疗并避免加重中耳炎的行为。比如，适当的运动有助于鼻道耳咽管畅通，但要避免运动过度；不能吹奏笛子或气球；随时漱口保持口腔卫生；尽量用鼻子呼吸，擤鼻涕时不可过猛；睡觉时侧卧，将患耳朝下。当耳膜出现穿孔后，特别要防止不洁水经耳道进入中耳，如洗头、游泳，必要时戴耳塞预防。当不慎有水进入耳朵时，要避免挖耳朵，而是用吹风机吹干或侧身轻跳以使水流出。

（范　歆　李　川）

第 7 章 | 特纳综合征患儿要长高不要三高——代谢综合征的风险和防治

特纳综合征患儿中，主动脉扩张的发生率为 15% ～ 30%，而主动脉夹层发生率为 0.6% ～ 1.4%，与一般人群相比风险明显增加，后者可导致出血严重的致死性大动脉破裂。

特纳综合征患儿中，主动脉扩张的发生率为 15%～30%，主动脉夹层发生率为 0.6%～1.4%，与一般人群相比风险明显增加，后者可导致出血严重的致死性大动脉破裂。高血压是主动脉扩张和主动脉夹层的主要危险因素。儿童青少年期特纳综合征患者发生高血压的比例为 20%～40%，多为特发性，或与肾脏畸形有关。成人患者发生高血压的比例为 60%，且主要是以收缩压升高为主，常在夜间发生。

患有特纳综合征的成年女性有较高的缺血性心脏病和脑卒中发病率。与一般人群相比，患特纳综合征的女性在成年期心血管病发病率和死亡率明显更高。50% 左右的特纳综合征患者可出现心电图异常，表现为电轴右偏、T 波异常、AV 传导加速、QT 间期延长等。

15%～50% 的特纳综合征患者可能存在胰岛素抵抗，而成年特纳综合征患者中糖耐量受损（IGT）的比率更是达到 25%～78%。随着年龄的增长，患者的胰岛细胞功能显著下降，随着时间的推移，IGT 可发展为明显的 2 型糖尿病。目前特纳综合征合并 1 型糖尿病的发生率不详，但合并 2 型糖尿病的发生风险明显高于正常人群，达到 10%。

■ 对策：健康生活，定期监测血压、糖脂水平

保持健康的生活方式：合理用膳、适量运动、控制体重、心态平衡。常规监测血压、血糖、血脂等，当儿童血压位于同年龄

同身高水平的第 90 ～ 95 百分位（也就是 100 个健康人排队排在第 90 ～ 95 位），考虑为高血压前期状态，以严密随访、改善生活方式为主；当血压位于第 95 ～ 99 百分位时，则重复测量血压以明确高血压诊断；如果血压已经超过第 99 百分位，则需要开始药物治疗。已经出现高血压或血糖、血脂异常者，需要根据内分泌科及营养科医师的专业意见，遵从健康生活方式，制订相应的营养膳食方案，并积极配合运动，遵医嘱积极治疗，必要时需根据年龄选择药物以纠正高血压、高血糖等功能障碍。

对于没有心血管结构异常的患儿，应每年进行血压评估，如果出现高血压，应对症治疗。可选择给予 β 受体阻滞剂、血管紧张素受体阻滞剂，或两者联用，可以减少主动脉夹层的发生。对伴 QT 间期延长者（QT 间期＞ 460 毫秒），建议行 24 小时心电图监测和运动试验，并建议避免使用延长 QT 间期的药物。若有必要，开始使用延长 QT 间期的药物 1 ～ 2 周后应进行心电图检查。

主动脉表型正常的特纳综合征患者可能只需每 5 年检查一次心脏超声或磁共振（MRI），而主动脉扩张、缩窄和高血压患者则至少需要每年检查一次。对于年龄＞ 18 岁且升主动脉尺寸指数（ASI）＞ 2.5 cm/m^2 的特纳综合征患者，应考虑进行主动脉手术以防止主动脉剥离。

（范　歆　李　川）

第 8 章 | 特纳综合征自身免疫性疾病

特纳综合征常可合并自身免疫性疾病，如最常见的有自身免疫性甲状腺疾病、乳糜泻和炎症性肠病，需要早期识别和干预。

第一节 免疫与健康

■ 免疫系统是什么？

初生婴儿呱呱落地，如何抵御病菌（简单如蚊虫，复杂如病毒）的感染？要想健康成长，离不开免疫系统的全程呵护。"免疫"一词古来就有，顾名思义即免除瘟疫（古代的瘟疫指各种疫病），也就是"免于疫病"。免疫依靠的是一系列的工具，包括吞噬坏死物质的"吸尘器"（即免疫细胞）、"污物处理器"（即免疫器官）、各种"配件"（即免疫物质的组成），它们组成免疫系统，是我们身体的安全卫士，与外来病原体、体内垃圾和变异细胞做斗争，维持人体内环境的健康。

■ 免疫系统的"杀手锏"是什么？

跟踪和驱逐（即监视和防御）是免疫系统最重要的两个功能。防御功能可以防止细菌、病毒等的入侵，并将入侵者及时清除；监视功能可以发现并清除身体内突变的肿瘤细胞、衰老细胞、死亡细胞或其他有害的成分。红细胞的寿命只有 120 天，之后，就会死去变成垃圾，这就需要自身的免疫系统把它清除。及时清除突变的肿瘤细胞可以预防肿瘤的发生和抑制肿瘤的发展。免疫系统这种对于外来异己成分或者自身变异的成分做出的反应就叫免疫反应。

■ 怎样获得免疫力？

免疫反应根据是否由先天遗传获得，可以简单分为特异性免疫和非特异性免疫。特异性免疫是人体在出生以后逐渐建立起来的后天防御功能，通过打预防针或接触病原微生物患过某种疾病而获得的某种特定的免疫力，特异性免疫只能防止一种细菌或一种病毒感染，比如接种麻疹疫苗，就只能预防麻疹；非特异性免疫则是先天的，生来就有。非特异性免疫是各种细菌、病毒都能预防，比如皮肤能阻挡各种细菌。

第二节 缘何"敌友"不分

按理说，免疫系统应该能够识别"自己"，对自己的组织、细胞等成分不产生免疫反应，可有的时候免疫系统也会出现错误。有时是卫士（免疫系统）的问题，有时则是主人（机体）的问题。免疫系统这种对自身组织成分的防御反应，就称为自身免疫反应。如果达到一定强度，就会造成细胞破坏、脏器功能受损，并引起临床症状，导致自身免疫性疾病，就好像大水冲了龙王庙，"敌友"不分，结果是误伤了自己人。以往的研究发现，这类疾病可能与自身抗原、交叉抗原的出现、免疫调节异常、免疫细胞的功能失衡及遗传因素等有关。随着后基因组时代的到来，通过新的遗传分析技术，一些新的致病通路逐渐被发现，为揭开谜底提供了新的线索。

第三节　有自身抗体就是发生了自身免疫性疾病吗

值得提出的是，自身抗体的存在与自身免疫性疾病并非两个等同的概念，自身抗体可存在于无自身免疫性疾病的正常人特别是老年人中，如抗甲状腺球蛋白抗体、甲状腺上皮细胞抗体、胃壁细胞抗体、细胞核 DNA 抗体等。有时，受损或抗原性发生变化的组织可激发自身抗体的产生，如心肌缺血时，坏死的心肌可导致抗心肌自身抗体形成，但此抗体并无致病作用，是一种继发性免疫反应。

第四节 为何特纳综合征患儿更易患自身免疫性疾病

虽然原因与机制尚不明确，但可能与特纳综合征患者体内存在免疫紊乱（比如促炎性的细胞因子过度分泌、抗炎的细胞因子分泌减少、$CD4^+$ 调节性 T 细胞降低、$CD4^+$ 辅助性 T 细胞与 $CD8^+$ 细胞毒性 T 细胞比率降低），X 染色体基因单倍体剂量不足，X 染色体起源，卵巢功能障碍及缺乏雌激素和（或）雄激素治疗等因素有关。

在特纳综合征患者中，最常见的是自身免疫性甲状腺疾病、乳糜泻和炎症性肠病，但 1 型糖尿病、类风湿关节炎、银屑病、白癜风和斑秃的发病率也比一般人群高。这种风险似乎随着年龄的增长而增加，而且可以一人同时患有多种自身免疫性疾病。

第五节　**常见自身免疫性疾病的早期识别**

■ 自身免疫性甲状腺疾病

特纳综合征患者中，自身免疫性甲状腺疾病在 4 岁前的幼儿中罕见，患病率随年龄的增长而升高，在青少年中发病率增至15% 左右，在成人女性中接近 40%。与核型为 45，X 者相比，自身免疫性甲状腺疾病在携带有等长臂 X 染色体的患者中更常见。自身免疫性甲状腺疾病包括桥本甲状腺炎（也称为桥本病、慢性淋巴细胞性甲状腺炎）和格雷夫斯病，前者更为常见。

值得注意的是，特纳综合征患儿很少出现甲状腺疾病的临床症状，大多数是在常规筛查时发现的，以亚临床甲状腺功能减退最为，表现为促甲状腺激素（特纳综合征 H）的轻度升高及存在甲状腺自身抗体。

筛查建议：从 4 岁开始开始筛查，每年检测一次甲状腺功能（至少要包括促甲状腺激素和游离甲状腺素、总甲状腺素）、甲状腺自身抗体和甲状腺超声。

■ 乳糜泻

乳糜泻，又称麸质敏感性肠病，是免疫介导性的小肠炎症，由机体对食物中的麸质及相关蛋白敏感引起。本病患者对有麦胶（俗称为面筋）的麦粉食物异常敏感，如大麦、小麦、黑麦及燕麦等。乳糜泻不同于食物过敏（包括小麦过敏），食物过敏由 IgE 或 IgG 介导。乳糜泻通常在 6 ～ 24 月龄出现，出现于饮食中引入麸质后。本病相关的自身抗体有抗组织转谷氨酰胺酶 IgA 抗体(tTG-IgA)等。

特纳综合征患者的乳糜泻发病率（2.7%）显著增加。当出现以下表现时，需要排除乳糜泻：腹泻持续数周、便秘不消退、腹痛、大便呈油脂状和浮于水面、体重减轻、始终感到腹胀或太饱、食欲低下、发痒性皮疹、牙齿呈棕色或黄色且有凹点或凹槽。这时一定要在饮食中仍有麸质的情况下去就诊。这是唯一能确保您获得恰当帮助的方式。

筛查建议：自幼儿期（2 岁左右）开始筛查，测定 tTG-IgA（通常联合检测总 IgA），在整个儿童期里每 2 年复查 1 次，在青年期里，若出现提示乳糜泻的症状就应复查。

■ 炎症性肠病

炎症性肠病（inflammatory bowel disease，IBD）主要分为溃疡性结肠炎（ulcerative colitis，UC）和克罗恩病（Crohn's disease，CD）。IBD 通常在儿童期晚期或青春期起病

特纳综合征女性中 IBD 的发病率为 3% ～ 4%，远高于一般人群（＜ 0.5%）。若孩子出现稀便或出血性腹泻、腹痛或里急后重、发热、体重减轻或口腔溃疡、腹部压痛或包块、肛周病变、贫血、关节炎应考虑 IBD，需要及时就诊。

（李豫川　巩纯秀）

第9章 | 融入社会，成就美好人生

特纳综合征（TS）是最常见的人类染色体异常疾病之一。现在可以通过现代医学手段帮助特纳综合征患儿解决遇到的问题，减轻其心理负担提高生活质量。

特纳综合征（TS）是最常见的人类染色体异常疾病之一。现在可以通过现代医学手段帮助特纳综合征患儿解决遇到的问题，减轻其心理负担提高生活质量。2014 年，美国成立了专门的特纳综合征研究管理中心，建立了庞大的特纳综合征疾病覆盖网络，希望提高人性化管理，并为相关研究理论提供便利和支持。在我国，不同医院的医护人员也相继成立了多个自发的团体，帮助特纳综合征患儿。大多数特纳综合征患者的智力正常，需注意其非语言技能出现选择性损害的风险升高的可能，包括社会认知缺陷，在数学等非语言性问题解决能力上存在困难，心理运动缺陷及视觉空间组织障碍（可导致难以驾驶和操纵汽车）。

■ 注意力缺陷障碍

特纳综合征患儿的注意力缺陷障碍（attention deficit disorder，ADD）和执行能力缺陷的风险有所增加。相比之下，其口头表达能力往往很强。神经发育异常可能由 X 染色体单体性或性腺发育不全引起的性类固醇（雌激素）缺乏所致。康复训练效果对某些特纳综合征患儿效果不佳时，可以寻求精神科医师帮助，考虑辅助药物治疗。

基于此，特纳综合征患儿应进行包括每年 1 次的发育及行为筛查，直至成年，并按需转诊。另外，还应在学校教育的关键过渡期开展神经心理学评估，例如向幼儿园、初中和高中时期的过渡。学习困难或在学校的行为问题都应通过适当的学业和职业调整予以解决。应根据初始结果和在校表现定期重新评估教育需求。

不是所有的患儿都会遇到上述问题，家长、老师和治疗医师可以从很多途径帮助特纳综合征患儿。

1. 通过情景模拟训练社交技能。比如在餐厅如何点餐，遇到困难如何寻求帮助等。家长可以通过在家里进行模拟训练，也可以在出现类似情况下由家长、老师、医师引导患儿观察其他儿童或成人是如何处理情况的，再教会特纳综合征患儿推广到新的环境下去进行处理。

2. 教会患儿在社交场合如何注意保持社交距离及眼神接触，学习应用微笑和友好来建立良好的社交关系。

3. 教会患儿社交方面应遵守的一些原则，比如分享玩具、轮流原则等。鼓励患儿早些接触各种社交活动，让她们能更快学到与别人一起学习、工作、跳舞、唱歌、参加夏令营等的技能。

4. 帮助特纳综合征患儿在成长过程中学习识别他人面部表情、说话语气的含义，如"我现在感觉很高兴。看，我在笑，我的声音很愉快，我的身体也很放松"。

5. 教会特纳综合征患儿懂得她们的行为会带给其他人什么影响。比如早上起床后准备外出，却不和任何人打招呼，其他人会认为该行为非常不礼貌。相反，如果告诉对方你为什么外出，就能获得对方的理解和支持。

■ 将来面临的问题

特纳综合征患儿，尤其是青春期患儿往往承受心理及生理上的双重压力。因此，建立健康的和年龄相符的性教育对于建立性伙伴关系是非常重要的。特纳综合征患儿随着年龄的增长也会对第二性征、性体验甚至性行为感兴趣。然而接受棘手的生育问题，不论是对特纳综合征患儿还是她们的家长都是困难的一件事情。当时机合适时，特纳综合征患者可以咨询这方面的专家（需要妇科医师参与）或与患有同样特纳综合征病症的患儿取得联系并进行互动，这往往是有效的方法。

关于特纳综合征患儿受教育情况和职业生涯问题，首先，特纳综合征患儿及家长都需要被充分告知患儿在学习上可能遇到的问题，大部分特纳综合征患儿都存在学习上的一些问题，只是轻重程度不同罢了。这些学习上所面临的问题会影响特纳综合征患儿在学校的表现或未来的职业选择。因此，对未来职业的规划应该尽早咨询职业咨询师，未雨绸缪。关于这方面还有一些小的建议，介绍如下。

1. 鼓励特纳综合征患儿具备整理自己的卧室、笔记、衣柜的能力，训练她们整理、归纳的能力。标签标记对于整理、归纳是有帮助的。

2. 遇到不可预知的变化，提倡提前告知或给出明确有效的帮助。

3. 帮助特纳综合征患儿每周进行清理和重新整理她们的书桌、书柜、背包和房间，逐步养成她们能独立做好这些事情的能力。

4. 教会特纳综合征患儿自己设计任务计划表，并自主完成计划和作业任务。

5. 对于特纳综合征患儿在任务或家庭作业方面所遇到的困难，家长需要给出明确的帮助和建议，帮助规划、协助她们将任务进行分解和制订、完成计划等。

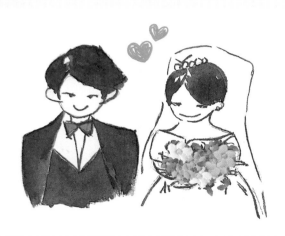

6. 训练特纳综合征患儿注意各种任务之间的相同点和不同点，以借鉴之前完成任务的方法来完成新的任务，或者应用不同的方法来完成各种类型的新任务。比如，可以教会她们问问自己，这次的任务和之前有什么不同？是不是用同一个策略就可以完成？还是需要建立一个新的策略？

7. 帮助特纳综合征患儿学会识别不同的部分之间，部分与整体之间存在的关联性。

总之，对于特纳综合征患儿的家庭而言，重要的是对特纳综合征患儿的鼓励和支持，使她们有信心和其他同龄人建立良好的伙伴关系，并且参与到同年龄人的社交活动中去（如俱乐部、夏令营、志愿者和运动等）。精神方面的正确指导对于特纳综合征患儿无论在儿童期、青春期还是青年期都非常重要。

（谷　奕　巩纯秀）

第 10 章 | 特纳综合征患者的辅助生殖

特纳综合征患儿的家长们得到患儿的诊断后，第一反应就是"糟了，她以后会有自己的家吗？"，当得到答案"当然可以"后，接下来马上就是另一个问题"我的孩子会有自己的孩子吗？"。

　　特纳综合征患儿的家长们得到患儿的诊断后，第一反应就是
"糟了，她以后会有自己的家吗？"，当得到答案"当然可以"后，
接下来马上就是另一个问题"我的孩子会有自己的孩子吗？"。确
实，特纳综合征患者除了身高是主要的表型外，另一大特征就是
青春期不发育、发育不全或发育停滞，最终导致不孕。

　　虽有疾病的规律，但是特纳综合征是非常复杂的疾病，每个
患者个体各有不同的情况。自然情况下，15%～20%的患者可以
和正常同龄人一样有青春期发育，并且有极少自然生育的情况，
但大部分在发育过程中出现停滞。那么，是不是这些患者就不能
完成做妈妈的梦想呢？

　　我们先来说说正常的卵巢。正常女性在出生后其卵巢会有数
万亿的卵子，且此后不会再产生新的卵子，但这些卵子几乎都没
有成熟，随着年龄增长，约十二三岁时孩子开始进入青春期，逐
渐有少量卵子开始发育，在有正常月经形成后，开始出现排卵，
卵子进入腹腔，经过输卵管等待受精。但在这个过程中，很多未
成熟的卵子逐渐"消亡"了，这就是正常人的自然选择，在同一
时期，选择出最优势的卵泡备孕，其他不够优秀的，就被自然丢
弃。同时这也是卵巢排卵的自然衰减过程，一波波的卵子没有竞
争上，就被身体吸收或者自然消亡了，卵巢内的卵子逐渐减少，
卵巢内没有卵子的时候就进入了绝经期。特纳综合征的患者是有
卵巢的，但是卵巢不大，更重要的是里面的卵子质量不好，因此
储备不易，比正常人卵子消亡的过程快，而这个快慢程度的个体

差异较大，大多数患者在出生后最初几年大部分卵子已经消耗殆尽，有一些患者可以维持到青春期甚至成年，我们通常称之为卵巢早衰。我们能不能利用卵巢残存的功能呢？随着辅助生殖技术的迅速发展，为这群特殊的患者带来了福音，一些卵巢功能残存的患者可以通过此项技术保留卵泡，在适孕年龄进行胚胎移植。根据患儿子宫的条件，辅助生殖技术在遵守法律规定的前提下，同样也可以采用卵子和精子库进行。

辅助生殖，就是将卵子与精子在体外结合形成受精卵，再将受精卵移植入患者的子宫内，但这要基于特纳综合征患者在接受雌激素治疗使子宫发育的前提下。下面介绍一下具体的施行方法。

根据来源的不同，卵子可以分为自体性和异源性。自体性，即用患者自己的卵子进行受精。具体方法分两种，卵母细胞和卵巢组织冻存。

卵母细胞冻存具体方法是，在保留卵巢功能的女孩中，趁卵巢衰竭之前将成熟的卵子低温储藏起来，以备未来受孕之用。因为只有卵巢组织发育后才能获得成熟的卵子，所以卵子的低温储藏只能在青春期后进行，但如果青春期前特纳综合征女孩的卵巢储备不断下降，无法等到青春期再接受卵母细胞冻存，或许也可以使用卵巢组织冻存技术。

卵巢组织冻存目前仍是一项实验性技术，有病例报道介绍了1例非特纳综合征青春期前女孩应用该技术的情况，尚未证实其对特纳综合征患者的效果。

指南（是关于某个疾病和专科领域内容有关诊断、管理和治疗的决策标准的一种文档）推荐不要在12岁之前抽取卵母细胞。

其中卵泡产量因基因型而异，在 45，X/46，XX 嵌合体基因型女孩中最高，在 45，X 基因型女孩中较低。

异源性是利用其他女性的卵子与精子结合，再植入患者自己的子宫内。捐献卵子的人可以是与患者有血缘关系的人（一般为同胞姐妹），也可以是社区招募的卵母细胞提供者。这一技术首次应用于 1983 年，此后赠卵成为不孕症新的治疗手段。

是不是什么人都可以用此技术呢？

我国于 2003 年对赠卵进行了相关规定（见后文）。

需要注意的是：患者在接受卵母细胞捐献后有 50% 左右的人能够成功怀孕，有 40% ～ 60% 的人会因为子宫的问题而发生自然流产。

另外一个关于生育的风险需要考虑，即特纳综合征患者孕期和围生期孕妇发生并发症的风险较正常孕妇高，尤其是孕期高血压和先兆子痫患者，其发生率为 36% ～ 63%。此外，还有早产儿、宫内生长受限、胎儿异常的风险。此外，并不建议所有特纳综合征的女性都尝试生育。因为 25% ～ 50% 的患者会出现先天性心血管畸形，故孕期可能会出现致命性的并发症。曾有人报道特纳综合征患者在孕期死于动脉夹层的发生率为 2%。因此曾有专家提出患心脏及大血管畸形的特纳综合征女性禁忌妊娠。

鉴于患者孕期并发症的发生率较高，且合并心血管疾病时有致命风险，建议在准备怀孕前要进行详细的身体检查，尤其是心血管系统和肾脏功能的评估。在怀孕期间还要进行严密的随访、监测。

在了解辅助生殖的方法和技术的同时也要了解国家的法律法

规，需要符合什么样的条件才可以接受卵母细胞的赠送。

原卫生部曾发文规定，接受卵母细胞赠送的适应证如下：①赠卵者仅限于接受人类辅助生殖治疗周期中取卵的妇女。②为保障赠卵者的切身利益，应当在其每周期取获卵总数 20 个以上，并保留 15 个以上的基础上进行赠卵。③应当在赠卵者对所赠卵子的用途、自身权利和义务完全知情同意的基础上进行；对赠卵者应参照供精者筛选的程序和标准进行相关的健康检查及管理。④对实施赠卵技术而获得的胚胎必须进行冷冻，对赠卵者应在半年后进行艾滋病抗体和其他相关疾病（包括感染性疾病如乙肝、丙肝、梅毒等）的检查，获得确定安全的结果后方可解冻相关胚胎。⑤对接受赠卵的患者要依据病情和就诊时间进行排队。⑥严禁任何形式的商业化赠卵和供卵行为。⑦每位赠卵者最多只能使 5 例妇女妊娠。⑧赠卵的临床随访率必须达 100%。

（任潇亚　巩纯秀）

第 11 章　特纳综合征特殊病例

本章主要介绍 3 例特纳综合征的特殊病例，一例为特纳综合征合并杜氏进行性肌营养不良，一例为特纳综合征合并性早熟，还有一例为特纳综合征类 Kabuki 表现。

特殊病例 1　特纳综合征合并杜氏进行性肌营养不良

2008 年，涵涵出生后出现黄疸，在新生儿科住院时发现血肌酶明显升高。涵涵 5～6 个月会抬头，10 个月会坐，18 个月会走，大运动发育相对落后。3 岁半时家长发现涵涵矮于同年龄女孩，因其母亲身高 150cm，外祖母身高 147cm，自觉为家族遗传矮小。自上小学后，涵涵成绩一直中等偏下，测智商为轻度低下。9 岁时，涵涵奔跑、上楼、从地上站起逐渐困难，走路左右摇摆，行动笨拙、容易摔倒。2018 年，涵涵来北京看病时医师发现她的面部和躯干部痣多，后发线低，颈短而轻度有蹼，乳距宽，胸部盾牌样，肘外翻，指甲发育不良，手和脚淋巴水肿；腰椎前凸，肌肉无力，小腿肥大。医师让涵涵做了子宫卵巢彩超，为始基子宫，双侧附件区未见确切含卵泡回声卵巢组织；肌电图检测提示肌肉源性损伤；染色体检查结果为 45，X。还做了基因检测，发现进行性假肥大性肌营养不良（DMD）基因上的缺失变异，基因变异源自其母亲。涵涵母亲也检测了血肌酶水平、心脏彩超和染色体核型，均为正常。

正常女性的基因中有两个 X 染色体，卵巢发育必须具有两条 X 染色体的全部基因。涵涵出生时先天就缺失一个，导致了先天性卵巢发育不良，这类缺失 X 的女性被称为特纳综合征，是人类唯一能生存的单体综合征。世界上平均每 2500 个女婴出生就有一名特纳综合征患者。特纳综合征女孩先天有且只有一条 X 染色体，这条 X 染色体上的每一个基因细胞都是非常重要，且有功效的。如果出现了问题，没有另一条的基因剂量补偿，容易同时患有 X 染色体上基因突变所引起的隐性遗传病。涵涵所确诊的杜氏进行性假肥大性肌营养不良（DMD）便是由 X 染色体上 *DMD* 基因发生突变导致的隐性遗传病，多发于男孩，女性常携带异常基因不发病或病症较轻。本病以肌肉进行性萎缩、无力伴有腓肠肌假性肥大为主要特征，患者行走呈鸭形步态。此病是由法国神经病学家 Duchenne 在 19 世纪 60 年代发现的，是最常见的、致命的、在儿童时期发生的遗传病。

特纳综合征和杜氏进行性假肥大性肌营养不良目前都没有治愈的方法。特纳综合征一般使用生长激素促进身高增长和雌激素替代治疗促进乳房和子宫的发育；杜氏进行性假肥大性肌营养不良以康复和延缓肌萎缩进展的药物治疗为主，针对病因的基因疗法已进入临床试验阶段。2018 年，涵涵确诊后，医师给涵涵使用生长激素促进她长高，以减少孩子和家长的心理压力和改善其生活质量。同时积极配合运动训练，口服辅酶 Q10 片。经 1 年治疗，涵涵身高增长 4.8cm，肌无力症状变化不大。

（陈佳佳　曹冰燕　巩纯秀）

特殊病例 2 特纳综合征合并性早熟

虽然有报道特纳综合征患者可出现自发性性发育和月经初潮，甚至只有 1% 的患者具有生育能力，但伴有性早熟或快进展型青春期的特纳综合征患者临床非常罕见，现将我院 1 例特纳综合征并性早熟案例与读者分享，病史如下。

患儿，女，9 岁 4 个月，因"发现双侧乳房增大 1 年余"于 2019 年 3 月就诊于我院，伴身高增长加速、阴毛生长。父亲身高 167cm，母亲身高 153cm，初潮年龄 11 岁，遗传靶身高 153.5cm，有一个妹妹，身高正常。家族中无矮身材、性早熟或青春期发育延迟病史。

■ 体检

身高 138.8cm，体重 39kg，肥胖外观，典型特纳综合征面容（面部多痣、眼睑外斜翻、发际线低、肘外翻、鱼样嘴），无颈蹼、乳距宽、盾状胸，无腋毛，双侧乳房发育分期 2 ～ 3 期，乳腺结节直径为 2cm，正常女性外阴，可见阴毛生长。

■ 辅助检查

（1）血生化全套、肾上腺、甲状腺功能正常；肿瘤标志物四项、催乳素正常，雌激素增高。

（2）促性腺激素释放（GnRH）激发试验：LH 峰值 20.04mU/ml，FSH 峰值 17.03mU/ml，LH/FSH=1.17。

（3）抗苗勒管激素 0.68 ng/ml，抑制素 B：52.83pg/ml，性激素综合蛋白 29.6 nmol/L。

（4）骨龄超前 2.4 岁。垂体 MRI：青春期垂体，未见明显异常。

（5）乳腺超声考虑双侧乳腺发育。盆腔超声提示未显示正常子宫样回声，盆腔两侧均显示条状低回声。左侧卵巢大小：2.1cm×0.9cm×0.8cm（估算体积 0.79cm³），右侧卵巢大小：2.3cm×1.2cm×1.1cm（估算体积 1.57cm³），双侧卵巢内均显示 2～3 枚增大卵泡回声，最大直径为 5cm，未显示实质占位性回声。

（6）染色体：46，X，del（X）（q24）；SRY（-）。

■ 结语

特纳综合征合并性早熟或快进展型青春期者相对罕见，以 "Turner syndrome" "precocious puberty" "rapidly progressive puberty" 以及 "特纳综合征" "性早熟" "快进展型青春期" 检索 PubMed 数据库仅检索到 10 余例特纳综合征合并性早熟或快进展型青春期病例。

特纳综合征合并性早熟或快进展型青春期的可能机制目前认为与以下因素有关：下丘脑反馈系统失常，在卵巢功能尚有残存情况下，出现代偿性促性腺激素水平升高导致性早熟；由于特纳综合征患者 H 和 FSH 受体之间存在交互作用，故特纳综合征 H 水平升高也被认为是引起特纳综合征女童青春期早熟的机制；大于 2 条 X 染色体的特纳综合征，因剂量补偿效应使卵巢功能正常可发生性早熟。

　　患儿初诊时身高未达到矮小，其原因可能是雌激素增加，可实现身高的部分追赶。当特纳综合征合并性早熟或者遗传身高较高时，可以不表现为矮小，极易延误诊断或漏诊。故有自发性性发育的女孩若身高位于正常低限，或身高在正常范围，但生长速率低于正常，应高度警惕特纳综合征的可能性。

（苏　尉　苏　喆）

特殊病例 3　特纳综合征类 Kabuki 表现

患儿，女，3 岁 8 个月。因发育迟缓 3 年余，发作性低血糖 2 年余就医。入院前 3 年余（生后 3 个月），家长发现患儿身长较同年龄同性别婴儿落后（竖头不稳），纳奶及反应无特殊，未予以诊治。后患儿发育迟缓逐渐明显，坐、翻身、站以及说话较同性别同龄儿延迟。入院前 2 年（1 岁 8 个月），患儿因呕吐、腹泻，精神反应差，就诊当地医院，查血糖 1.1mmol/L，后输液治疗血糖恢复正常出院。家长未监测血糖。入院前 1 年 8 个月（2 岁 4 个月），患儿再次出现呕吐及精神状态差，于当地医院住院治疗，复查血糖低（具体不详），给予输葡萄糖后好转。入院前 9 天，患儿再次出现呕吐及精神差，当地医院检测血糖 2.7mmol/L，给予喝糖水及益生菌口服后好转。今日为明确诊断就诊于我院门诊，以"矮小症伴低血糖发作"入院。

患儿自幼纳奶及食欲欠佳，睡眠可，平素大便 2 天 1 次，略干燥，小便正常。

■ 体格检查

体重 11.3kg，身高 86cm（＜ P3），发育落后，营养中等，特殊面容（类 Kabuki 样面容），弓形眉，后 1/3 稀疏，长睑裂，下眼睑外翻，内眦赘皮，宽鼻根，鼻小柱短，鼻尖扁平，人中略短，高腭弓。后发际线不低,未见颈蹼。十指指腹突出样隆起,双侧腕关节及髋关节松弛,关节活动过度。正常女童外阴。

■ 辅助检查

甲状腺功能五项正常,生化提示血钾、钠及肝肾功能等正常。HbA1c 4.8%,静脉血糖 2.6mmol/L 时(提示高胰岛素血症性低血糖症):GH 5.472ng/ml;血清皮质醇 34.2μg/dl(5 ~ 25),促肾上腺皮质激素 155pg/ml(0 ~ 46);血液酸碱度 7.37,实际碳酸氢根 17.3mmol/L,标准碳酸氢根 19.7mmol/L,细胞外液碱储 –8mmol/L,全血碱储 –6.8mmol/L。尿常规:酮体 1+。血氨 51μmol/L,(正常),乳酸 0.93mmol/L,(正常);游离脂肪酸 1.02mmol/L,D-3 羟丁酸 0.86mmol/L;胰岛素 4.79μU/ml,C 肽 1.38ng/ml;性激素水平:LH 0.51mU/ml,FSH 18.71mU/ml,E_2 23pg/ml。

智力测定:中度智力障碍。

子宫卵巢超声:子宫大小 1.4cm×1.1cm×0.6cm,右侧卵巢 1.0cm×0.6cm,未见发育卵泡,左侧卵巢未显示。

头颅 MRI 以及垂体 MRI 均未见异常。

腹部超声、心脏超声未见异常。

全外显子检测提示 X 染色体缺失。

染色体核型:45,X。

最终诊断:特纳综合征。

(曹冰燕 巩纯秀)

附录 1　特纳综合征相关指南

2018Turner 综合征儿科诊疗共识

中华医学会儿科学分会内分泌遗传代谢学组

《中华儿科杂志》编辑委员会

Turner 综合征（Turner syndrome）即特纳综合征，又称先天性卵巢发育不全综合征，是由于全部或部分体细胞中一条 X 染色体完全或部分缺失，或 X 染色体存在其他结构异常所致。其发病率为 1/4000 ～ 1/2000 活产女婴，是常见的人类染色体异常疾病之一。Turner 综合征的典型临床表现为：身材矮小、性腺发育不良、具有特殊的躯体特征（如颈蹼、盾状胸、肘外翻）等。典型 Turner 综合征易于诊断，但因 Turner 综合征表型个体差异较大，不典型者延误诊断和漏诊较为常见。另外，针对 Turner 综合征的全面临床评估和治疗仍存在一些问题，如：缺少除身材矮小和性腺发育不良外的其他系统器官的综合评估、缺乏统一的重组人生长激素（recombined human growth hormone, rhGH）的治疗时机和初始治疗剂量、缺乏规范的雌激素替代治疗的最佳年龄和方案等。为进一步提高儿科内分泌遗传代谢专业医师对 Turner 综合征的认识，规范 Turner 综合征的治疗和远期随访管理，中华医学会儿科学分会内分泌遗传代谢学组组织专家就此进行了深入讨论，达成以下共识。

■ Turner 综合征的定义

Turner 综合征是指患者染色体核型有一条完整的 X 染色体，另一条 X 染色体完全或部分缺失，或 X 染色体存在其他结构异常，临床主要表现为生长落后和性腺发育不良，并伴有一项或多项其他临床表现。

其他临床表现：不局限于典型 Turner 综合征的特殊躯体特征，如颈蹼、盾状胸、肘外翻等，还可有其他器官的受累，如：骨骼异常（脊柱侧凸、第四掌骨短等）、先天性心血管畸形（如左心异常、主动脉瓣异常等）、肾脏畸形、早期感应神经性听力丧失或传导性耳聋、特殊类型神经发育异常以及自身免疫性甲状腺炎、乳糜泻等其他 Turner 综合征常见的自身免疫性疾病。

但以下几种情况，不考虑诊断为 Turner 综合征。①含 45，X 细胞的个体，但无临床特征，需进一步检查或追踪观察。②核型为 45，X/46，XY 的男性表型患者。③ X p 末端缺失包含了 SHOX 基因时，通常会有矮身材和其他 Turner 综合征相关的骨骼异常。但若无 Xp22.3 缺失者，发生卵巢功能不全的风险较低，通常不能被诊断为 Turner 综合征。④ Xqter-q24 的缺失可出现原发性或继发性闭经，但没有矮身材或其他 Turner 综合征特征，通常诊断为卵巢早衰。⑤性染色体结构异常的个体是否诊断 Turner 综合征，需结合临床评估。

■ Turner 综合征的临床表现

Turner 综合征的表型谱较宽，患者可有典型的躯体特征，也可仅有轻微可见的特征。

一、生长落后

Turner 综合征患者生长迟缓始于宫内，出生身长和体重可在正常低限。部分患者在 18 月龄左右即出现进一步线性生长速度降低，3 岁后更明显，至青春期时未现正常青春期应有的身高突增。成人身高常低于正常人平均身高 20cm 左右。95% 的 Turner 综合征患者表现为矮身材。但部分嵌合体或遗传靶身高较高者身高也可位于正常范围。

二、性腺发育不良

表现为缺乏第二性征、青春发育或初潮延迟、原发性闭经、不孕不育等。Turner 综合征患者的卵巢功能不全可始于孕 18 周，此后卵巢滤泡加速纤维化。

据报道 30% 左右的 Turner 综合征患者可出现自发性性发育，其中大多自发停滞，约 6% 可有规律的月经周期，2%～5% 可出现自发性妊娠（流产率高达 30%～45%），但最终 90% 以上的 Turner 综合征均会出现卵巢衰竭。偶见 Turner 综合征伴性早熟或快进展型青春期的报道。

三、面部及躯体特征

1. 颅面部　小下颌、腭弓高、颅底角增大、后发际低。

2. 眼部　内眦赘皮、上睑下垂、眼距宽、睑裂上斜、红绿色盲、斜视、远视或弱视等。

3. 耳部　内、外耳畸形和听力丧失较常见，中耳炎的发生率高。60% 的成人 Turner 综合征可出现进行性感应神经性听力丧失，35 岁后进展更快，可致过早出现老年性耳聋。

4. 牙齿　可有牙冠、牙根形态的改变。牙根吸收的风险增加，随后出现牙齿脱落。

5. 皮肤　15%～60% 的 Turner 综合征有皮肤色素痣增多，但黑色素瘤的风险未见增加。也可有白癜风等皮肤改变。

6. 骨骼系统　非匀称性生长障碍，患者通常为矮胖体形、盾状胸、乳间距增宽，手和脚相对大。其他骨骼异常包括：颈短、肘外翻、膝外翻、第 4 掌骨短、腕部马德隆畸形以及脊柱异常（10%～20%），如脊柱侧凸、脊柱后凸、椎体楔形变等。

7. 外周淋巴水肿和颈蹼　外周淋巴水肿和颈蹼是新生儿期 Turner 综合征诊断的主要依据，但淋巴水肿可在任何年龄出现或复现。出生时的淋巴水肿通常会在生后 2 年左右消失。

四、伴发先天畸形

1. 心脏　50% 的 Turner 综合征有先天性心血管异常如左心异常、主动脉瓣异常、主动脉扩张、主动脉缩窄、主动脉弓延长等。其中主动脉扩张、主动脉夹层或主动脉瘤破裂是 Turner 综合征少见但致命的并发症。1%～2% 的 Turner 综合征可发生主动脉夹层，发生率明显高于一般人群，中位发生年龄为 29～35 岁。

2. 肾脏　30%～40%Turner 综合征可出现先天性泌尿系统畸形，最常见的是集合管系统异常，其次是马蹄肾、旋转不良和其他位置异常。

五、自身免疫性疾病

Turner 综合征患者自身免疫性疾病的发生率高于一般人群，且随年龄的增长发病风险增加。常见的自身免疫性疾病有自身免疫性甲状腺炎、糖尿病、幼年特发性关节炎、炎症性肠病、乳糜泻等。自身免疫性甲状腺炎在 Turner 综合征儿童期较为常见，约 24% 发生甲状腺功能低下，少数发生甲状腺功能亢进。出现甲状腺功能减低的 Turner 综合征患者通常无明显临床症状，故需注意筛查。Turner 综合征患者 1 型糖尿病和 2 型糖尿病的发生风险明显高于正常人群。

六、智力及神经认知功能

大多数 Turner 综合征智力正常，有小的环状 X 染色体者可出现智力障碍。部分 Turner 综合征可能有特殊类型的学习障碍，如非语言技巧的缺陷或特异性的神经心理缺陷（视觉 - 空间组织缺陷、社会认知障碍、解决问题困难、运动缺陷等）。25% 的 Turner 综合征学龄期可出现注意缺陷、多动障碍。

■ Turner 综合征的实验室检查和其他检查

一、外周血染色体核型分析

外周血染色体核型分析是 Turner 综合征确诊的重要指标。美国医学遗传学会建议，外周血染色体核型分析至少需分析 30 个细胞。但当嵌合体比例 < 10% 时，则不易被诊断。若高度怀疑存在嵌合体，则需计数至少 50 个间期和更多的分裂中期的细胞或行荧光原位杂交（FISH）分析以排除嵌合体。若临床高度疑诊 Turner 综合征，而外周血染色体核型分析正常，则需行第二种组织如皮肤成纤维细胞或颊黏膜细胞的核型分析。

约 50% 的 Turner 综合征核型为 45，X，20% ～ 30% 为嵌合体，其余为 X 染色体结构异常。此外，尚有一部分患者含有 Y 染色体物质等。常见的 X 染色体结构异常包括：①X 染色体的短臂或长臂缺失 46，X，del（Xp）或 46，X，del（Xq）等。②X 染色体长臂或短臂等臂 46，X，i（Xq）或 46，X，i（Xp）。③环状 X 染色体 46，X，r（X）。④标记染色体 46，X，mar。

有标记染色体和环状染色体的患者，必须明确标记染色体或环状染色体的来源。可采用 DNA 分析、含有 X 或 Y 染色体着丝粒探针的 FISH 分析、基因芯片等进行是否含有 Y 染色体物质或其他染色体异常的检测。有男性化表现的 Turner 综合征，除需了解有无 Y 染色体物质外，还应探查有无性腺、肾上腺肿瘤。不推荐在 45，X 患者中常规应用 FISH 或 PCR 筛查 Y 染色体物质。

二、垂体促性腺激素水平检查

患者血清促黄体生成素（LH）、促卵泡刺激素（FSH）水平一般明显升高，雌激素水平低。

三、盆腔 B 超检查

显示子宫、卵巢发育不良，严重者见始基子宫，性腺呈纤维条索状。

四、其他检查

1. 心血管系统 约 50% 的 Turner 综合征存在先天性心血管异常。主动脉夹层动脉瘤与二叶主动脉瓣或主动脉其他异常（主动脉缩窄、主动脉扩张）、系统性高血压等相关。主动脉瓣异常在年龄小的患者通常无症状，仅筛查时发现。瓣膜的异常可增加感染性心内膜炎的风险，并随时间进展恶化，出现明显主动脉狭窄或反流的临床表现。主动脉缩窄在婴儿期通常难以诊断，多在较大儿童和成人期诊断。因此 Turner 综合征确诊后需行心血管的基线评估。

（1）心脏彩超：可发现心脏结构异常以及主动脉瓣异常。颈蹼和左心异常有显著相关性，有颈蹼的患者尤应注意检查是否存在心血管异常。

（2）心脏磁共振成像检查：通常可发现主动脉瓣异常（包括瓣膜异常、二叶主动脉瓣）、主动脉弓成角或延长、永存左上腔静脉等。

（3）心电图：50% 左右的 Turner 综合征可出现心电图异常，表现为电轴右偏、T 波异常、AV 传导加速、QT 间期延长等。对伴 QT 间期延长者（QT 间期 > 460 ms），建议行 24 小时心电图监测和运动试验。

（4）血压监测：系统性高血压是主动脉扩张和主动脉夹层的主要危险因素。儿童青少年期 Turner 综合征发生系统性高血压的比例为 20% ～ 40%，多为特发性或与肾脏畸形有关。故需常规监测血压，并积极治疗高血压。

2. 泌尿系统　30% 左右的 Turner 综合征有先天性肾结构异常，如：马蹄肾、部分和整个肾重复、肾缺失、多囊肾、异位肾、集合管输尿管异常。有肾脏集合管异常者，常有尿路感染，应注意筛查。

3. 肝肾功能　Turner 综合征常见无症状的肝功能异常，且发病率随年龄增长而增加（20% ～ 80%），机制不详。肝酶升高通常是持续性或进行性的，极少恢复正常。若肝酶持续升高大于 6 ～ 12 个月，应行肝脏 B 超检查，排除脂肪肝。慎用有潜在肝毒性的他汀类、格列酮类药物。Turner 综合征肝硬化的发生率 6 倍于正常人群，但极少进展成危及生命的并发症。Turner 综合征患者虽泌尿系统畸形相对常见，但肾功能一般正常。

4. 眼科检查　40% 的 Turner 综合征可出现屈光不正。斜视和弱视的发生率均为 30% 左右。Turner 综合征诊断后，或 1 ～ 1 岁半就应该由眼科评估有无视力问题。

5. 耳科检查　1/3 左右的 Turner 综合征可出现听力丧失。一些患者可早至 6 岁左右出现传导性耳聋和进行性感应神经性耳聋。由于颅底解剖结构异常导致咽鼓管和中耳的关系异常，Turner 综合征中耳炎的发生率较高。因此，Turner 综合征在 7 ～ 8 岁前即应开始加强中耳渗出的监测，并积极用抗菌药物治疗中耳炎。

6. 自身免疫性疾病　自身免疫性甲状腺疾病以桥本甲状腺炎多见，诊断后需检测甲状腺功能和甲状腺自身抗体，以确定有无甲状腺功能低下及是否存在甲状腺自身抗体。4 岁后应常规每年监测甲状腺功能。Turner 综合征患者糖尿病的发生风险增高。无糖尿病的 Turner 综合征患者中也发现高胰岛素血症、胰岛素抵抗、胰岛素分泌障碍、糖耐量降低等异常。可进行空腹血糖、胰岛素、C 肽、糖化血红蛋白、糖耐量试验等检测。国外报道 4% ～ 6% 的 Turner 综合征可出现乳糜泻。乳糜泻可在儿童早期出现。国外推荐 4 岁开始筛查组织转谷氨酰胺酶 IgA 抗体，每 2 ～ 5 年定期进行筛查。

7. 生长激素激发试验　Turner 综合征患者通常生长激素分泌模式正常，生长激素激发试验仅在生长明显偏离 Turner 综合征特异性生长曲线时进行。

8. 骨密度检测　未接受适当雌激素治疗的 Turner 综合征年长患者，骨折风险增加。开始成人剂量雌激素替代治疗后可用双能 X 线吸收测定法（dual energy X-ray absorptiometry，DXA）检测骨密度。但应用 DXA 评估时，通常会低估 Turner 综合征患者的骨密度水平，需以身体尺寸矫正或以体积骨密度来综合评估。

Turner 综合征的诊断

女性患者出现以下表现，可考虑诊断 Turner 综合征。

1. 难以解释的生长落后。

2. 有性腺发育不良表现。缺乏第二性征、青春发育或初潮延迟、原发性闭经和不育。

3. 具有以下一项或多项临床特征。新生儿期手足水肿、项部皮肤增厚，特殊躯体特征：颈蹼、后发际低、耳位低、小下颌、肘外翻、指甲发育不良、色素痣、高腭弓、第四掌骨短、脊柱侧凸，先天性心血管异常如左心异常、主动脉瓣异常、主动脉扩张、主动脉缩窄、主动脉弓延长，肾发育异常，慢性中耳炎，传导性或感音性耳聋，学习障碍特别是视觉空间或非语言技巧障碍等。

4. 染色体核型分析发现有一条 X 染色体，另一条 X 染色体完全或部分缺失，或存在其他结构异常，伴或不伴细胞系的嵌合。

5. 促性腺激素水平升高，雌激素水平低。

6. 盆腔 B 超提示子宫卵巢发育不良。

20%～30% 的 Turner 综合征在新生儿期因出现典型的淋巴水肿、颈蹼、主动脉缩窄而被诊断；35% 的 Turner 综合征因身材矮小，伴或不伴特殊躯体特征而在儿童期被诊断；大多数患者因性发育迟缓、停滞，原发性或继发性闭经，不孕不育而于青春期或成人期被诊断。

Turner 综合征的治疗

Turner 综合征的治疗目的是：提高患者最终成人身高；诱导性发育，维持第二性征，使子宫正常发育；提高骨密度，促其达到峰值骨量；防治各种并发症。因 Turner 综合征可累及多器官系统；部分并发症随年龄增长而发生风险增加；在不同年龄段，面临不同的神经心理问题，因此为提高 Turner 综合征的预后及生存质量，患者的治疗需多学科合作，团队诊疗。

第一方面：促生长治疗

一、rhGH

美国食品药品监督管理局（FDA）于 2003 年批准将 rhGH 用于改善 Turner 综合征患者成人期身高。已证实 rhGH 可有效增加 Turner 综合征的成人身高，但身高的获益程度取决于治疗开始时的身高、遗传身高、治疗时的年龄、疗程以及剂量等因素。

1. rhGH 起治年龄　目前世界范围内尚未建立统一的 Turner 综合征开始 rhGH 治疗的最佳起始年龄。本共识建议 Turner 综合征一旦出现生长障碍或身高位于正常女性儿童生长曲线的第 5 百分位数以下时，即可开始 rhGH 治疗。一般在 4～6 岁，甚至可在 2 岁时开始治疗。

2. rhGH 治疗剂量　推荐剂量：0.35 ～ 0.47 mg /（kg · w），相当于 0.15 ～ 0.2 U/（kg · d）。最大量不宜超过 0.47 mg /（kg · w），相当于 0.2 U/（kg · d）。

治疗过程中可根据患者的生长情况及血清 IGF1 水平进行剂量调整。关于 Turner 综合征患者长效 rhGH 的治疗剂量，尚在探索中。

3. rhGH 治疗终止　达到满意身高或生长潜能已较小（骨龄 ≥ 14 岁，年生长速率 < 2cm），可考虑停用 rhGH 治疗。

4. rhGH 安全性　与特发性生长激素缺乏症、特发性矮身材相比，Turner 综合征患者 rhGH 治疗期间，颅高压、股骨头滑脱、胰腺炎的发生风险增高；可能导致脊柱侧凸的发生和进展以及手脚变大。rhGH 治疗可刺激黑色素细胞生长，但不会增加色素痣的数目，也不会刺激其恶变。没有证据表明 rhGH 治疗增加 Turner 综合征患者肿瘤的发生风险。大多数研究显示 rhGH 治疗不会加剧糖代谢异常，但因 Turner 综合征本身糖代谢异常的风险较高，rhGH 是否增加 2 型糖尿病的风险仍有待进一步研究。

5. rhGH 治疗监测　rhGH 治疗需在儿科内分泌医师的指导下进行，并且每 3 ～ 6 个月进行生长发育、性发育、甲状腺功能、血糖和胰岛素、HbA1C、IGF1 水平、脊柱侧凸和后凸等监测。建议在 rhGH 治疗期间，IGF1 水平不宜持续高于 2 倍的标准差积分（SDS），若 IGF1 > 3 SDS，应减量使用 rhGH 甚至暂停并观察；若 IGF1 在 2 ～ 3 SDS，应根据临床情况调整 rhGH 剂量并注意监测 IGF1 水平。若 rhGH 治疗开始时脊柱异常已经存在，或治疗过程中加重，须与整形外科合作商议治疗对策。部分患者可因 rhGH 治疗致颅面部比例改变，应定期至口腔正畸科随访。

二、联合用药

1. 蛋白同化类固醇制剂　该类药物与 rhGH 有协同促生长作用。国外多用氧雄龙，国内已有制剂是司坦唑醇。

联合治疗适用于年龄 ≥ 10 岁，或单独应用 rhGH 治疗不能获得满意成人身高者。9 岁以下 Turner 综合征通常单独应用 rhGH 治疗。

氧雄龙的剂量 0.03 ～ 0.05 mg/（kg · d）。治疗过程中，需注意男性化倾向（如阴蒂肥大、声音低沉、多毛、痤疮）和乳腺发育延迟等，并注意监测肝酶。司坦唑醇剂量与氧雄龙类同，建议以 0.03 mg/（kg · d）为宜。

2. 雌激素　不推荐在青春期前常规给予极低剂量雌激素来进一步促生长。

第二方面：诱导性发育

雌激素替代治疗可诱导性发育，维持第二性征，使子宫正常发育，还可提高患者骨密度，促使其达到峰值骨量。雌激素替代治疗开始的时间以及药物的剂量、递增方案、剂型均需模拟正常的青春期发育进程。

1. 雌激素替代治疗开始的年龄　早期诊断的患者，推荐骨龄 11 ～ 12 岁时开始雌激素治疗。对诊断较晚，特别是青春期年龄诊断的患者，可权衡生长潜能和性发育的情况，采取个体化治疗。

2. 雌激素替代治疗前的监测　开始雌激素治疗前（11 岁或更早），需每年监测 LH、FSH 水平，了解有无自发性性发育的可能性（有研究显示，12 岁时 FSH < 10 U/L 提示可能出现自发性月经和规律周期）。

3. 雌激素剂型　雌激素剂型主要为经皮和口服雌激素。其中经皮雌激素因不经过肝脏代谢，是较好的激素替代药物。乙炔雌二醇是合成雌激素，目前已较少应用。结合雌激素因含有多种雌激素、黄体酮、雄激素，可干扰乳腺和子宫发育，不建议应用于儿童患者。经皮雌激素目前国内应用较少，多采用口服戊酸雌二醇或 17-β 雌二醇。

尽量避免应用口服避孕药来达到青春期发育的目的。

4. 雌激素替代治疗的剂量及疗程　开始剂量为小剂量（成人替代剂量的 1/10 ～ 1/8），然后每 6 个月增加 1 次剂量（25% ～ 100%），2 ～ 3 年后逐步达到成人剂量（附录表 1）。大多数治疗 6 个月内出现乳腺硬结，2 年左右可至 Tanner 4 期。子宫容积与所用雌激素的类型无关，与剂量和疗程有关。

附录表 1　Turner 综合征雌激素替代治疗药物种类及剂量		
雌激素种类	初始替代剂量	成人剂量
经皮雌激素（μg/d）	6.25	100 ～ 200
戊酸雌二醇或 17-β 雌二醇（mg/d）	0.25	1 ～ 4

注：药物之间的等量关系为：100μg 经皮雌激素 =2mg，口服雌二醇 =20μg 乙炔雌二醇 =1.25mg 结合雌激素

但若患者仍有潜在的生长空间，低剂量雌激素可使用更长时间；若开始治疗时年龄已经偏大，至成人剂量的过程可适当缩短。

为维持正常的乳腺和子宫发育，推荐开始雌二醇治疗 2 年后或有突破性出血发生后，考虑加用孕激素建立人工周期，即模拟正常月经周期，每月服用雌激素 21 天，在第 12 天或 2 周末联用孕激素，联用 8 ～ 10 天同时停药，以产生撤退性出血。最好选用天然或接近天然的孕激素，如地屈孕酮或微粒化黄体酮。常用孕激素的种类及用法如附录表 2。

附录表 2　Turner 综合征患者常用的口服孕激素种类、使用剂量及用药时间		
孕激素种类	剂量（mg/d）	用药时间（d）
地屈孕酮	10 ～ 20	10
微粒化黄体酮	200	10
醋酸甲羟孕酮	10	8 ～ 10

5. 雌激素替代治疗终止时间　雌激素替代治疗需持续至正常绝经期，以维持女性化和防止骨质疏松。

6. 雌激素替代治疗中的监测　治疗过程中需注意随访及监测生长发育和乳腺、外阴、子宫发育情况及子宫厚度外，还应注意监测血压、肝功能、血脂及凝血功能等。在雌激素替代治疗期间，不建议常规监测 LH、FSH 水平（除非给予高剂量雌激素治疗，否则 LH、FSH 水平仍是高的）。

第三方面：其他治疗

一、并发症治疗

1. 针对骨质疏松的治疗　由于雌激素暴露不充分，Turner 综合征患者可有骨量减少或骨质疏松。即使骨密度正常，Turner 综合征患者骨折的风险亦会增加。骨折风险增加与骨密度低、父母骨折史、听力损害、年龄大等有关。

为帮助患者获得足够的骨矿物质自然生长，推荐青春期前，常规口服钙剂。25-羟维生素 D 低的患者，可给予维生素 D 制剂口服，维持 25-羟维生素 D 的水平正常。

目前没有证据显示 Turner 综合征固有的皮质骨密度的减少可导致骨折增加。不建议应用双膦酸盐和抗骨质疏松药物治疗年轻 Turner 综合征的骨量减少。双膦酸盐不能有效增加骨皮质密度，而且有下颌骨坏死、骨硬化病、症状性低钙、口服致胃肠不适等不良反应。若已确定 Turner 综合征患者有骨质疏松，特别是有骨折风险或已经有低冲击骨折，可采用通常用于骨质疏松治疗的药物。

2. 针对自身免疫性疾病的治疗　若出现甲状腺功能低下，给予左甲状腺素钠补充治疗。存在糖尿病、空腹血糖受损或糖耐量受损的患者按已有指南处理。Turner 综合征患者肥胖发生率高于普通人群，建议给予积极的生活方式指导及干预，以控制体重；合并代谢综合征时，按代谢综合征诊疗共识诊疗。

3. 针对心血管异常的治疗　动态观察升主动脉直径 1 年，若 Turner 综合征特异性 Z 分数增加 > 1 或主动脉直径增加 > 0.5cm（对 15 岁以上的 Turner 综合征有意义），则需积极药物治疗和外科咨询。16 岁以上患者，升主动脉直径 > 4 cm 或升主动脉的动脉大小指数（ASI）$\geqslant 2.5 cm/m^2$；16 岁以下患者，Turner 综合征特异性 Z 分数 $\geqslant 4.0$，建议外科择期手术治疗。有主动脉扩张和（或）二叶主动脉瓣的 Turner 综合征患者，若出现急性主动脉夹层的症状，如胸、颈、肩、背、肋骨不适，特别是突然出现或症状较严重，应寻求积极诊治。没有心脏结构疾病的 Turner 综合征，需每年评估血压。若有高血压，可积极采用 β 受体阻滞剂、血管紧张素受体阻滞剂治疗。若心电图提示存在明显的 QT 间期延长，应避免使用延长 QT 间期的药物。

4. 针对眼、耳、口腔畸形或视力、听力等问题　建议至相应科室就诊、随访监测。

5. 针对外周淋巴水肿的治疗　建议观察随诊，严重者可给予绷带处理。利尿剂效果有限，可导致水、电解质失衡，应避免长期应用；避免血管外科手术。

6. 针对神经心理问题的治疗　注意筛查神经心理的异常。及时进行性发育治疗和积极筛查诊治听力受损等，可促进性心理和社会心理的适应过程。

二、预防性性腺切除

Turner 综合征本身性腺母细胞瘤的发生率较低（1% 左右），但若患者含有 Y 染色体或来源于 Y 染色体的片段，其发生性腺恶性肿瘤的风险增加 5% ～ 30%。及时检出 Y 染色体或来源于 Y 染色体的片段，预防性切除双侧性腺，可预防性腺恶性肿瘤的发生。

建议对标准核型分析中发现有 Y 染色体物质的 Turner 综合征患者做预防性性腺切除术。

随着新的分子诊断方法的广泛临床应用，Y 染色体物质的检出率增加。临床仅推荐对有男性化特征，但传统细胞遗传学和 FISH 分析中 Y 染色体物质阴性的个体，或含有标记染色体、环状染色体的 Turner 综合征患者，利用分子手段筛查 Y 染色体序列。若患者无男性化表现或标记染色体，仅靠 DNA 分析或 FISH 诊断隐匿性 Y 物质，其发病率和临床意义，均需进一步研究。

■ Turner 综合征的长期随访监测

Turner 综合征表型复杂多样，可累及多系统、多器官，某些症状的出现如主动脉扩张、高血压、糖尿病等随年龄增长而增加。且患者在不同年龄段面临不同的问题，如婴儿、儿童期生长落后，青春期性发育不良，成人期不孕不育等。因此，对 Turner 综合征的临床监测随访宜贯穿 Turner 综合征诊治的整个过程。主要的基线评估和监测开始时间及频率见附录表 3。

此外，年长的 Turner 综合征患者还应注意筛查骨质疏松、高血压、糖尿病、血脂异常等。有肾脏集合管系统异常者，尿路感染的筛查应更频繁。若诊断时无二叶主动脉瓣或其他明显心血管异常，应每 5 年给患儿做心脏超声或磁共振成像监测。有明显心血管缺陷的患者，需心血管专家持续进行个体化监测。

附录表 3　Turner 综合征诊疗过程中监测随访时间及项目

监测时间段	监测项目
确诊时	基线评估：心脏超声、肾脏超声、甲状腺功能、血糖和（或）胰岛素、常规听力筛查、眼科检查、齿科和（或）正畸科评估有无先天性心血管、肾脏、甲状腺功能、糖代谢异常，乳糜泻，听力、视力问题等
12 ～ 18 月龄	详细眼科检查
2 ～ 3 岁开始	乳糜泻筛查。儿童期每 2 ～ 5 年通过检测转谷氨酰胺酶抗体筛查乳糜泻听力检查。没有症状或既往听力正常的患者，每 2 ～ 3 年进行耳科检查；已确定有听力丧失或出现新发症状者，五官科随诊监测
9 ～ 11 岁时	开始以血清 25- 羟维生素 D 筛查维生素 D 缺乏症，此后，每 2 ～ 3 年检查
10 岁开始	每年监测糖化血红蛋白、空腹血糖每年监测肝功能
每年 1 次	血压、心脏、甲状腺大小和功能、乳腺发育、脊柱异常、肥胖、听力评估

附录1　特纳综合征相关指南

■ **Turner 综合征的转诊**

Turner 综合征患者的部分合并症在儿童青少年期尚未出现或发现。成人期 Turner 综合征不仅面临部分合并症发生率高的风险，而且健康状况下降、可存在多方面的社会心理问题、面临生育问题等。在已经完成生长和青春期诱导后（通常 18 岁左右），建议由儿科转至成人科室继续治疗监测。积极有效的转诊有助于提高 Turner 综合征患者的健康、生活质量和寿命。

转诊宜分阶段进行。儿科内分泌医师宜尽早（11～12 岁）告知患者存在的健康问题、合并症长期监测的重要性，并充分告知医学进展，包括辅助生殖的可能性。建议患者保持健康积极的生活方式；仔细监测血压并积极治疗；继续服用雌激素治疗。评估患者是否仍需要健康问题的继续教育，是否准备好转诊，帮助制订成人期健康关注计划等。

■ **Turner 综合征的产前诊断**

1. 孕 11～14 周产前 B 超　发现胎儿颈项透明层增加、囊性水瘤、主动脉缩窄和（或）左心缺陷、短头畸形、肾脏畸形、羊水过多或过少、生长迟缓等征象时；母血四项筛查（甲胎蛋白、绒毛膜促性腺激素、抑制素 A、游离雌三醇）结果明显升高时，均需警惕胎儿 Turner 综合征的可能性。但 B 超或血清检测缺乏特异性，如颈项透明层增加也可见于其他常染色体三体综合征等。B 超或血清检测均为 Turner 综合征筛查手段，确诊仍需行染色体核型分析。

2. 无创产前筛查　适用于 21- 三体、13- 三体、18- 三体等染色体非整倍体的检测，目前没有足够证据表明可以推荐用母血游离 DNA 检测诊断 Turner 综合征。

3. 羊膜腔穿刺　羊水细胞核型分析为 45，X，特别是嵌合型时，生后仍需行外周血染色体核型分析确诊。

（梁　雁　罗小平　执笔）

参加本共识制定的专家（以姓氏拼音为序）： 苏州大学附属儿童医院（陈临琪）；福建医科大学附属福建省福州儿童医院（陈瑞敏）；广西妇幼保健院（陈少научно）；空军军医大学西京医院儿科（成胜权）；成都市妇女儿童中心医院（程昕然）；哈尔滨医科大学附属第一医院儿科（崔岚巍）；南方医科大学附属深圳妇幼保健院（董国庆）；上海交通大学附属瑞金医院儿科（董治亚）；吉林大学第一医院儿科（杜红伟）；中山大学附属第一医院儿科（杜敏联、李燕虹、马华梅）；浙江大学医学院附属儿童医院（傅君芬）；首都医科大学附属北京儿童医院（巩纯秀、吴迪）；上海交通大学医学院附属新华医院儿科（顾学范、叶军）；军事医学科学院附属医院第三〇七医院儿科（何玺玉）；广州市妇女儿童医疗中心（黄永兰）；山东省立医院儿科（李桂梅）；首都儿科研究所（李辉）；云南省第一人民医院儿科（李利）；上海交通大学附属儿童医院（李嫔）；青岛大学附属青岛妇女儿童医院（李堂）；浙江大学医学院附属第一医院儿科（梁黎、王春林）；中山大学孙逸仙纪念医院儿科（梁立阳）；华中科技大学同济医学院附属同济医院儿科（梁雁、罗小平）；天津医科大学总医院儿科（刘戈力）；贵阳市妇幼保健院（刘毓）；复旦大学附属儿科医院（罗飞宏）；天津市儿童医院（孟英韬）；北京协和医院儿科（邱正庆）；山西省儿童医院（宋文惠）；郑州大学第三附属医院儿科（王伟）；郑州大学附属儿童医院（卫海燕）；中国医科大学附属盛京医院儿科（辛颖、赵云静）；北京大学第一医院儿科（熊晖、杨艳玲）；四川大学华西第二医院儿科（杨凡）；江西省儿童医院（杨玉）；武汉市儿童医院（姚辉）；南京医科大学第二附属医院儿科（王安茹）；中南大学湘雅二医院儿科（张星星）；中日友好医院儿科（张知新）；重庆医科大学附属儿童医院（朱岷）

附录 2 | 生长曲线

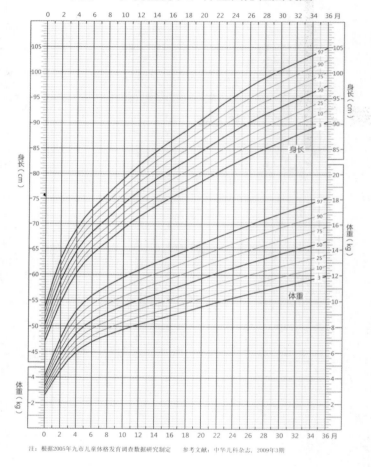

中国0~3岁男童身长、体重百分位曲线图

注：根据2005年九市儿童体格发育调查数据研究制定　参考文献：中华儿科杂志，2009年3期

首都儿科研究所生长发育研究室　制作

▲ 附录图1　0～3岁男童身长、体重百分位曲线

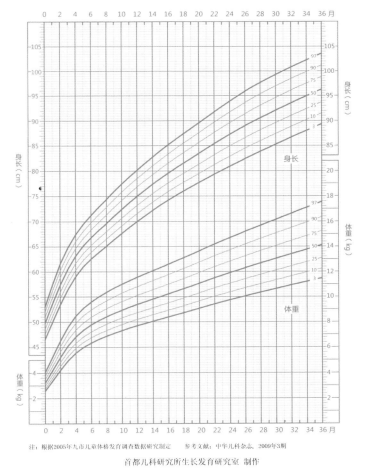

中国0~3岁女童身长、体重百分位曲线图

注: 根据2005年九市儿童体格发育调查数据研究制定   参考文献: 中华儿科杂志, 2009年3期

首都儿科研究所生长发育研究室 制作

▲ 附录图2   0~3岁女童身长、体重百分位曲线

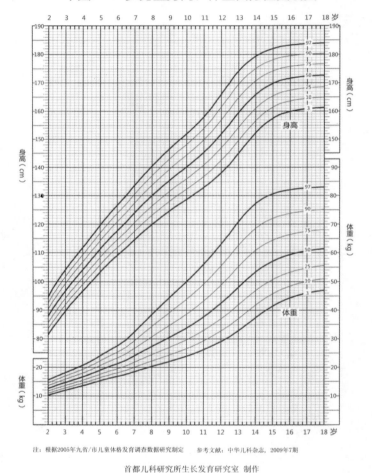

中国2~18岁男童身高、体重百分位曲线图

注：根据2005年九省/市儿童体格发育调查数据研究制定　　参考文献：中华儿科杂志，2009年7期

首都儿科研究所生长发育研究室　制作

▲ 附录图3　2 ～ 18 岁男童身高体重百分位曲线

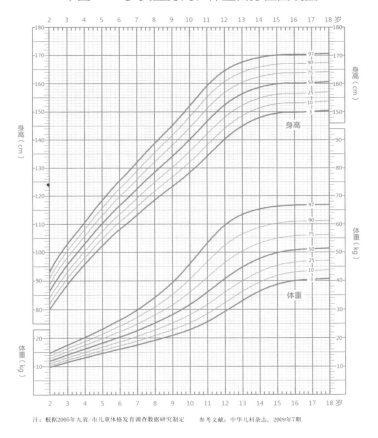

中国2~18岁女童身高、体重百分位曲线图

注：根据2005年九省/市儿童体格发育调查数据研究制定　　参考文献：中华儿科杂志，2009年7期

首都儿科研究所生长发育研究室　制作

▲ 附录图4　2 ~ 18 岁女童身高体重百分位曲线

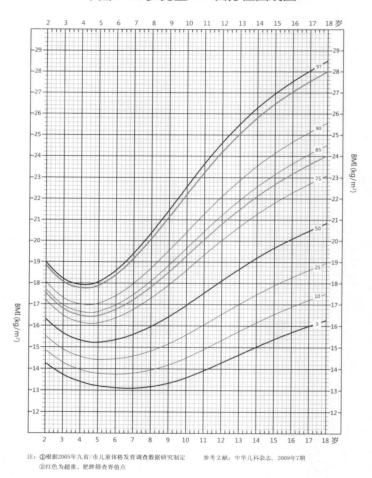

中国2~18岁男童BMI百分位曲线图

注：①根据2005年九省/市儿童体格发育调查数据研究制定　参考文献：中华儿科杂志，2009年7期
②红色为超重、肥胖筛查界值点

首都儿科研究所生长发育研究室　制作

▲ 附录图5　2～18岁男童 BMI 百分位曲线

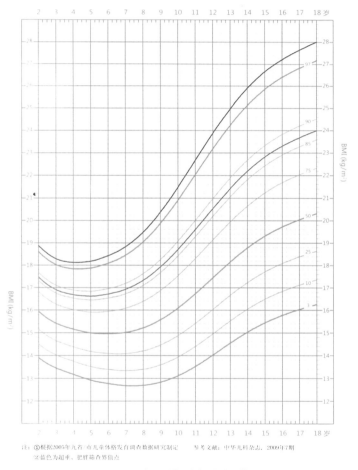

中国2~18岁女童BMI百分位曲线图

注：①根据2005年九省/市儿童体格发育调查数据研究制定　　参考文献：中华儿科杂志，2009年7期
　　②蓝色为超重、肥胖筛查界值点

首都儿科研究所生长发育研究室 制作

▲ 附录图6　2～18岁女童 BMI 百分位曲线

参考文献

［1］Gravholt CH，Andersen NH，Conway GS，et al. Clinical practice guidelines for the care of girls and women with Turner syndrome: proceedings from the 2016 Cincinnati International Turner Syndrome Meeting［J］.Eur J Endocrinol，2017，177（3）:G1-1G70. DOI: 10.1530/EJE-17-0430.

［2］Bondy CA，Turner Syndrome Study Group. Care of girls and women with Turner syndrome: a guideline of the Turner Syndrome Study Group［J］.J Clin Endocrinol Metab，2007，92（1）:10-25. DOI:10.1210/jc.2006-1374.

［3］Pinsker JE. Clinical review: Turner syndrome: updating the paradigm of clinical care［J］.J Clin Endocrinol Metab，2012，97（6）:E994-1003. DOI: 10.1210/jc.2012-1245.

［4］Davenport ML. Approach to the patient with Turner syndrome［J］.J Clin Endocrinol Metab，2010，95（4）:1487-1495. DOI:10.1210/jc.2009-0926.

［5］Folsom LJ，Fuqua JS. Reproductive Issues in Women with Turner Syndrome［J］.Endocrinol Metab Clin North Am，2015，44（4）:723-737. DOI: 10.1016/j.ecl.2015.07.004.

［6］Hewitt JK，Jayasinghe Y，Amor DJ，et al. Fertility in Turner syndrome[J].Clin Endocrinol（Oxf），2013，79（5）:606-614. DOI: 10.1111/cen.12288.

［7］Bannink EM，van Sassen C，van Buuren S，et al. Puberty induction in Turner syndrome: results of oestrogen treatment on development of secondary sexual characteristics，uterine dimensions and serum hormone levels［J］. Clin Endocrinol（Oxf），2009，70（2）:265-273. DOI: 10.1111/j.1365-2265.2008. 03446.x.

［8］Mortensen KH，Rohde MD，Uldbjerg N，et al. Repeated spontaneous pregnancies in 45，X Turner syndrome［J］. Obstet Gynecol，2010，115（2 Pt 2）: 446-449. DOI: 10.1097 / AOG. 0b013e3181cb5b2a.

［9］Baek JU，Park HK，Shim EJ，et al. Precocious puberty in Turner syndrome variant［J］. J Pediatr Adolesc Gynecol，2012，25（5）:e113-114.DOI:10.1016/j.jpag.2012.05.017.

［10］Sandal G，Pirgon O. Precocious puberty in a patient with mosaic Turner syndrome［J］.Genet Couns，2014，25（2）:183-187. DOI: 25059017.

［11］梁雁，魏虹，余肖，等. 嵌合型 Turner 综合征并快进展型青春 期一例及文献复习［J］. 中华儿科杂志，2017，55（2）: 125-130. DOI:10.3760/cma.j.issn. 0578-1310.2017.02.016.

［12］Elder DA，Roper MG，Henderson RC，et al. Kyphosis in a Turner syndrome population［J］. Pediatrics，2002，109（6）: e93.

[13] Kim JY, Rosenfeld SR, Keyak JH. Increased prevalence of scoliosis in Turner syndrome [J].
J Pediatr Orthop, 2001, 21 (6) : 765-766.

[14] Mavinkurve M, O'Gorman CS. Cardiometabolic and vascular risks in young and adolescent girls
with Turner syndrome [J]. BBA Clin, 2015, 3:304-309. DOI: 10.1016/j.bbacli.2015.04.005.

[15] Gravholt CH, Landin-Wilhelmsen K, Stochholm K, et al. Clinical and epidemiological
description of aortic dissection in Turner's syndrome [J]. Cardiol Young, 2006, 16 (5) :
430-436. DOI:10.1017/S1047951106000928.

[16] Carlson M, Silberbach M. Dissection of the aorta in Turner syndrome: two cases and review
of 85 cases in the literature [J]. J MedGenet, 2007, 44 (12) :745-749.DOI:10.1136/
jmg.2007.052019.

[17] Livadas S, Xekouki P, Fouka F, et al. Prevalence of thyroid dysfunction in Turner's syndrome:
a long-term follow-up study and brief literature review [J]. Thyroid,2005, 15 (9) :1061-1066.
DOI:10.1089/thy.2005.15.1061.

[18] Culen C, Ertl DA, Schubert K, et al. Care of girls and women with Turner syndrome: beyond
growth and hormones [J].Endocr Connect, 2017, 6 (4) :R39-R51. DOI: 10.1530/EC-17-
0036.

[19] Quintero AI, Beaton EA, Harvey DJ, et al. Common and specific impairments in attention
functioning in girls with chromosome 22q11.2 deletion, fragile X or Turner syndromes [J]. J
Neurodev Disord, 2014, 6 (1) : 5-6. DOI:10.1186/1866-1955- 6-5.

[20] Wolff DJ, Van Dyke DL, Powell CM. Working Group of the ACMG Laboratory Quality
Assurance Committee. Laboratory guideline for Turner syndrome[J]. Genet Med, 2010,12(1):
52-55. DOI: 10.1097/GIM. 0b013e3181c684b2.

[21] Loscalzo ML, Van PL, Ho VB, et al. Association between fetal lymphedema and congenital
cardiovascular defects in Turner syndrome [J]. Pediatrics, 2005, 115 (3) :732-735.
DOI:10.1542/ peds.2004-1369.

[22] Berdahl LD, Wenstrom KD, Hanson JW. Web neck anomaly and its association with congenital
heart disease [J]. Am J Med Genet, 1995, 56 (3) :304-307.DOI:10.1002/ajmg.1320560318.

[23] Chalard F, Ferey S, Teinturier C, et al. Aortic dilatation in Turner syndrome: the role of MRI
in early recognition [J]. Pediatr Radiol, 2005, 35 (3) :323-326. DOI:10.1007/s00247-004-
1359-5.

[24] Ho VB, Bakalov VK, Cooley M, et al. Major vascular anomalies in Turner syndrome:
prevalence and magnetic resonance angiographic features [J]. Circulation, 2004, 110 (12) :
1694-1700. DOI:10.1161/01.CIR.0000142290. 35842.B0.

[25] Koulouri O, Ostberg J, Conway GS. Liver dysfunction in Turner's syndrome: prevalence,
natural history and effect of exogenous oestrogen [J].Clin Endocrinol (Oxf), 2008, 69 (2) :

306-310. DOI:10.1111/j.1365-2265.2008.03203.x.

［26］El-Mansoury M，Berntorp K，Bryman I，et al. Elevated liver enzymes in Turner syndrome during a 5-year follow-up study［J］.Clin Endocrinol（Oxf），2008，68（3）:485-490. DOI:10.1111/j.1365-2265.2007.03166.x.

［27］Bonamico M，Pasquino AM，Mariani P，et al. Prevalence and clinical picture of celiac disease in Turner syndrome［J］. J Clin Endocrinol Metab，2002，87（2）:5495-5498.DOI:10.1210/jc.2002-020855.

［28］Nadeem M，Roche EF. Bone health in children and adolescent with Turner syndrome［J］.J Pediatr Endocrinol Metab，2012，25（9-10）:823-833. DOI: 10.1515/jpem-2012-0088.

［29］Wilson TA，Rose SR，Cohen P，et al. Update of guidelines for the use of growth hormone in children: the Lawson Wilkins Pediatric Endocrinology Society Drug and Therapeutics Committee ［J］. J Pediatr，2003，143（4）:415-421.

［30］Ranke MB，Lindberg A，BroszM，et al. Accurate long-term prediction of height during the first four years of growth hormone treatment in prepubertal children with growth hormone deficiency or Turner syndrome［J］. Horm Res Paediatr，2012，78（1）: 8-17. DOI:10.1159/000339468.

［31］Ranke MB，Schweizer R，Martin DD，et al. Analyses from a centre of short and long-term growth in Turner's syndrome on standard growth hormone doses confirm growth prediction algorithms and show normal IGF-I levels［J］. Horm Res Paediatr，2012，77（4）:214-221. DOI:10.1159/000336806.

［32］Linglart A，Cabrol S，BerlierP，et al. Growth hormone treatment before the age of 4 years prevents short stature in young girls with Turner syndrome［J］. Eur J Endocrinol，2011，164（6）: 891-897. DOI:10.1530/EJE-10-1048.

［33］中华医学会儿科学分会内分泌遗传代谢学组.基因重组人生长激素儿科临床规范应用的建议［J］.中华儿科杂志，2013，51（6）:426-432.DOI:10.3760/cma.j.issn.0578-1310.2013. 06.007.

［34］Ross J，Lee PA，Gut R，et al. Impact of age and duration of growth hormone therapy in children with Turner syndrome［J］. Horm Res Paediatr，2011，76（6）:392-399. DOI: 10.1159/000333073.

［35］Bell J，Parker KL，Swinford RD，et al. Long-term safety of recombinant human growth hormone in children［J］. J Clin EndocrinolMetab，2010，95（95）:167-177.DOI:10.1210/jc.2009-0178.

［36］Bolar K，Hoffman AR，Maneatis T，et al. Long-term safety of recombinant human growth hormone in Turner syndrome［J］. J Clin Endocrinol Metab，2008，93（2）: 344-351. DOI:10.1210/jc. 2007-1723.

［37］Bannink EM，van der Palen RL，Mulder PG，et al. Long-term follow-up of GH-treated girls with Turner syndrome: metabolic consequences [J].HormRes，2009，71（6）:343-349. DOI:10.1159/ 000223419.

[38] Radetti G，Pasquino B，Gottardi E，et al. Insulin sensitivity in Turner's syndrome: influence of GH treatment [J]. Eur J Endocrinol, 2004，151（3），351-354.DOI:10.1530/eje.0.1510351.

[39] Sas TC，Gault EJ，Bardsley MZ，et al. Safety and efficacy of oxandrolone in growth hormone-treated girls with Turner syndrome: evidence from recent studies and recommendations for use [J].Horm Res Paediatr，2014，81（5）:289-297.DOI: 10.1159/000358195.

[40] Mauras N，Torres-Santiago L，Taboada M，et al. Estrogen therapy in Turner syndrome: does the type，dose and mode of delivery matter? [J]. Pediatr Endocrinol Rev，2012，9 Suppl 2: 718-722.

[41] Aso K，Koto S，Higuchi A，et al. Serum FSH level below 10 mIU/mL at twelve years old is an index of spontaneous and cyclical menstruation in Turner syndrome [J]. Endocr J，2010，57（10）:909-913.

[42] 中华医学会妇产科学分会内分泌学组.闭经诊断与治疗指南（试行）[J].中华妇产科杂志，2011，46（9）:712-716. DOI: 10.3760/cma.j.issn.0529-567x.2011.09.018.

[43] Zuckerman-Levin N，Yaniv I，Schwartz T，et al. Normal DXA bone mineral density but frail cortical bone in Turner's syndrome [J]. Clin Endocrinol（Oxf），2007，67（1）:60-64. DOI: 10.1111/j.1365-2265.2007.02835.x.

[44] Soucek O，Lebl J，SnajderovaM，et al. Bone geometry and volumetric bone mineral density in girls with Turner syndrome of different pubertal stages [J]. Clin Endocrinol（Oxf），2011，74（4）:445-452. DOI:10.1111/j.1365-2265.2010.03955.x.

[45] Cintron D，Rodriguez-Gutierrez R，Serrano V，et al. Effect of estrogen replacement therapy on bone and cardiovascular outcomes in women with Turner syndrome: a systematic review and meta-analysis [J]. Endocrine，2017，55（2）:366-375. DOI: 10.1007/s12020-016-1046-y.

[46] Faienza MF，Ventura A，Colucci S，et al. Bone Fragility in Turner Syndrome: Mechanisms and Prevention Strategies [J]. Front Endocrinol（Lausanne），2016，7:34. DOI: 10.3389/fendo.2016.00034.

[47] 中华医学会儿科学分会内分泌遗传代谢学组.儿童青少年2型糖尿病诊治中国专家共识[J].中华儿科杂志，2017，55（6）:404-410. DOI: 10.3760/cma.j.issn.0578-1310.2017.06.002.

[48] 中华医学会儿科学分内分泌遗传代谢学组.中国儿童青少年代谢综合征定义和防治建议[J].中华儿科杂志，2012，50（6）:420-422. DOI: 10.3760/cma.j.issn.0578-1310.2012.06.005.

[49] Cortés-Gutiérrez EI，Herrera-Bartolo R，Dávila-Rodríguez MI，et al. Molecular detection of cryptic Y-chromosomal material in patients with Turner syndrome[J].Oncol Rep, 2012，28（4）:1205-1210. DOI: 10.3892/or.2012.1916.

[50] Freriks K，Timmers HJ，Netea-Maier RT，et al. Buccal cell FISH and blood PCR-Y detect

high rates of X chromosomal mosaicism and Y chromosomal derivatives in patients with Turner syndrome [J] . Eur J Med Genet, 2013, 56（9）:497-501. DOI: 10.1016/j.ejmg.2013.07.008.

[51] Gawlik A, Malecka-Tendera E. Transitions in endocrinology: treatment of Turner's syndrome during transition [J] .Eur J Endocrinol, 2013, 170（2）:R57-74. DOI: 10.1530/EJE-13-0900.

[52] Gravholt CH, Juul S, Naeraa RW, et al. Prenatal and postnatal prevalence of Turner's syndrome: a registry study [J] . BMJ, 1996, 312（7022）:16-21.